Kris Krenn • Wie werd' ich meine Allergie los?

Kris Krenn

ALLERGIEN

Selbsthilfe mit Kinesiologie
und Meridian-Klopfmethode

Orac

Alle Angaben in diesem Buch wurden von der Autorin und vom Verlag sorgfältig geprüft. Eine Garantie kann dennoch nicht übernommen werden. Eine Haftung der Autorin bzw. des Verlages und seiner Beauftragten für Sach-, Vermögens- und Personenschäden ist ausgeschlossen.

www.kremayr-scheriau.at

ISBN 978-3-7015-0614-9

Schutzumschlaggestaltung: Sophie Gudenus unter Verwendung einer Grafik von Incomible/Shutterstock.com
Lektorat: Doris Schwarzer
Typografische Gestaltung, Satz: Kurt Hamtil
Druck und Bindung: Buch Theiss GmbH, St. Stefan im Lavanttal

Einleitung

Tränende Augen, rinnende Nase, juckende Schleimhäute, Husten, Asthmaanfälle, Darmkrämpfe, Ekzeme … Meist sind diese Symptome auf allergische Reaktionen zurückzuführen und plagen mittlerweile in unseren Breiten fast jeden Dritten. Man schätzt, dass in den USA schon 40 Millionen Menschen unter Allergien leiden – Tendenz steigend. Interessanterweise gibt es in ländlichen Regionen deutlich weniger Allergiker als in den Städten. Wissenschaftler führen dies darauf zurück, dass Menschen vom Land in ihren ersten Lebensjahren mit einer größeren Vielfalt von Krankheitserregern in Kontakt kommen als Stadtbewohner und somit das Immunsystem trainiert wird.

Eine aufsehenerregende Studie an 1600 Kindern in Vietnam zeigte, dass jene, die in ihrer Vergangenheit Parasiten im Darm gehabt hatten, signifikant seltener an Allergien litten als andere. Dies ist ein weiteres Indiz, dass Menschen, die früh im Leben in Kontakt mit bestimmten Keimen kommen, ein aktiveres Immunsystem besitzen.

Zusätzlich zu oft übertriebenen Hygienepraktiken sind wir einer zunehmenden Belastung durch Industrie- und Autoabgase, Elektrosmog und Umweltgifte ausgesetzt. Dazu kommen die Lösungsmitteldämpfe von Holzschutzmitteln und Wandfarben, die Chemikalien in Kosmetika, Zahncremes, Shampoos und Waschmitteln, Nahrungsmittelersatzstoffe, Druckerschwärze, allgegenwärtiger Lärm, Beziehungs-, Job- und Schulstress etc., etc.

Gut nachvollziehbar, dass unser Immunsystem irgendwann kollabiert wie das sprichwörtliche Kamel, dessen Rückgrat vom letzten aufgeladenen Strohhalm gebrochen wird. Irgendwann bricht das Übel aus. Plötzlich entdeckt man juckende, nässende Pusteln an den Armen und fühlt sich elend. Und das alles nur, weil dieser Fratz von Tochter nicht für die Mathe-Schularbeit

lernen wollte? Weil Benzin schon wieder teurer geworden, das Konto noch immer überzogen und der Chef ein Ignorant ist? Weil die Börsen wieder einmal krachen?
Wir müssen gar nicht nach einzelnen Gründen suchen, sie drängen sich meist auf. Beziehungskrise – die wievielte eigentlich? Zu wenig Lob, zu wenig Liebe. Zu oft zurückgesteckt, zu viele Kränkungen geschluckt. Wieder mal böse ausgenutzt worden – weil man sich hat ausnutzen lassen.
Höchstwahrscheinlich sind wir allergisch auf die tückische Kombination von vielem, was wir einfach nicht mehr ertragen. Es handelt sich immer um eine Ansammlung von Leid, in der das Übel steckt.
Eine Ansammlung von Leid kostete den Wiener Kinderarzt Freiherr Clemens v. Pirquet und seine Frau das Leben – das Paar vergiftete sich mit Zyanid. Pirquet wurde fünfmal für den Nobelpreis nominiert, aber anstatt sich über diese Wertschätzung zu freuen, kam er über die fünfmalige „Niederlage", den Preis doch nie bekommen zu haben, nicht hinweg. Warum erzähle ich Ihnen diese Geschichte? Weil es Pirquet war, der 1906 den Begriff „Allergie" (aus dem griechischen Wort „allos", was „anders" oder „fremd" bedeutet) prägte. Er erkannte als Erster, dass Antikörper nicht nur schützende Immunantworten vermitteln, sondern auch Überempfindlichkeitsreaktionen auslösen können.
Bei Allergien signalisiert der Körper, dass bestimmte Substanzen, zum Beispiel aus Gräsern, Pollen, Hausstaubmilben, Tierhaaren, Nahrungsmitteln etc., gefährlich sind, und initiiert eine Abwehrreaktion, die sich im Laufe der Zeit auch steigern und bis zum lebensbedrohlichen Schock ausarten kann.
Es gibt sogenannte „Hauptallergene". Manche Allergologen sprechen von zehn Hauptallergenen, andere von zwölf, wieder andere von elf. Bei der Selbstbehandlung ist man aber schon gut im Rennen gegen die Quälgeister, wenn man Milch, Weizen, Gluten, eventuell Zucker, Lösungsmittel, Schwermetalle und Aspirin als Hauptallergene betrachtet und diese testet.

Die Hauptallergene enthalten allergieauslösende Bestandteile, die anderen stark ähneln. Deshalb kommt es häufig zu jenen Phänomenen, die von Fachleuten „Kreuzallergien" genannt werden. So kann zum Beispiel jemand, der auf das Grundallergen Weizen allergisch ist, auf Tierhaare, Pollen, Nüsse etc. reagieren, aber möglicherweise nach dem Genuss von weizenhaltigen Nahrungsmitteln keine Symptome bemerken. Wenn die Grundallergie zum Beispiel Aspirin ist, wird dieses Medikament häufig gut vertragen, andere Medikamente jedoch oft nicht, und auch der Stich einer Biene oder Wespe kann als mögliche Kreuzallergie von Aspirin schwerwiegende Folgen haben. Oft löst ein herzhafter Biss in einen Apfel ein Kribbeln auf der Zunge aus. Dieses Phänomen ist zum Beispiel häufig eine Kreuzallergie einer Kreuzallergie – zum Beispiel von einer schon vorhandenen Pollenallergie, die aber wiederum einer Hauptallergie unterliegt. Allergische Symptome beim Genuss eines Apfels wurden oft bei Birkenpollenallergikern beobachtet. In Verbindung mit einer Beifußallergie können beispielsweise nach dem Verzehr bestimmter Nahrungsmittel auch Magen-Darm-Beschwerden, Hautreaktionen oder Kreislaufbeschwerden auftreten. Genauso wahrscheinlich kann jemand, der auf das Grundallergen Milch anspricht, ebenfalls allergisch auf Hausstaubmilben, Rotwein, Tomaten etc. reagieren.

„Milch" bedeutet in den meisten Fällen die gesamte Palette der Kuhmilchprodukte. Sollte man jedoch auf Casein, einen speziellen Bestandteil der Milch, allergisch reagieren, inkludiert dies *alle* Milchprodukte, mit Ausnahme von Sojamilch natürlich. Ist man nur auf das Molkeneiweiß allergisch, so kann man auf Ziegen- oder Schafmilchprodukte ausweichen.

Die häufigste Lebensmittelallergie bei Erwachsenen in unseren Breiten ist die Weizenallergie, bei Kindern die Milchallergie. Eine Weizen- oder Glutenallergie drückt sich häufig in Gelenkbeschwerden, Müdigkeit nach dem Essen, Blähungen, Durchfall oder Verstopfung, Heuschnupfen, Stimmungsschwankungen

oder sogar Depressionen aus. Eine Milchallergie äußert sich häufig über die Haut, zum Beispiel mit juckenden Stellen, Exzemen, Schorf, Bläschen, aber auch Blähungen, Durchfall oder Verstopfung, zusätzlich aber vielleicht auch durch allergische Beschwerden, wenn man in Kontakt mit Hunde- oder Katzenhaar oder Hausstaubmilben kommt. Leider gibt es auch hier keine verlässliche Regel. Aus diesem Grund können das traditionelle Austesten im Labor und die diversen empfohlenen Behandlungsmethoden für Allergiker häufig zum Spießrutenlauf werden und Ärzte, Ernährungswissenschaftler, Therapeuten und in erster Linie die Betroffenen oft zur Verzweiflung bringen. Kaum hat man sich aufgrund des Testergebnisses, das besagt, man sei zum Beispiel auf Beifuß, Tierhaare, Käse, Kiwi, Milch, Hausstaubmilben etc. allergisch, einen komplizierten Ernährungsplan erarbeitet, einer langwierigen Desensibilisierung oder anderen der unzähligen Behandlungsmöglichkeiten unterzogen, quält schon das nächste Symptom. Die rinnende Nase hat sich beruhigt, dafür brennen jetzt vielleicht die Augen, oder die Haut juckt. Man kann zwar jetzt Äpfel essen, aber dafür die Hauskatze nicht mehr ertragen. Vielleicht kann man Räucherfisch wieder ohne Gefahr zu sich nehmen, aber dafür keinen gut gereiften Käse.
Manchmal tritt sogar Ruhe ein. Ruhe vor dem Sturm. Aber oft meldet sich wieder ein neues Symptom. Der Körper reagiert immer wieder auf einer anderen Ebene und der Spießrutenlauf beginnt von vorne. Man wechselt von einem Facharzt zum nächsten: vom Hautarzt zum HNO-Arzt, vom Internisten zum Lungenfacharzt, vom Rheumaspezialisten zum TCM-Arzt usw. Man versucht eine alternative Heilmethode nach der anderen und findet auch oft Linderung. Jedoch – irgendwann beginnt die Nase wieder zu rinnen, die Augen wieder zu tränen oder die Haut wieder zu jucken, der Darm wieder zu rumoren, die Katze wieder unausstehlich und die Bronchien zu luftundurchlässig zu werden. Denn solange das Problem nicht an der Wurzel erkannt und behandelt wird, lässt es sich schwer heilen.

Die Wurzel einer Allergie liegt meistens, wie auch bei vielen anderen Krankheiten, in der Seele oder im „Gemüt“. Doch wie findet man diese Wurzel? Wo genau liegt sie begraben? Was können wir tun, um sie zu finden und freizulegen? Wir hatten doch gedacht, dass wir so und so schon alles bearbeitet, behandelt, therapiert, gut verdrängt oder längst vergessen haben. Außerdem sind wir vielleicht ohnehin froh, dass rückblickend alles gut ist, so wie es gekommen ist. So und so war der nächste Beziehungspartner der liebevollere, der nächste Job der lukrativere, die nächste Wohnung die hellere, die neue Schule der Kinder die geeignetere usw. Dennoch: Die Quälgeister wollen nicht und nicht ruhen.

Eine sehr wirkungsvolle Methode nicht nur der Symptombekämpfung, sondern auch der Austestung und sehr oft sogar Heilung, haben wir der Kinesiologie zu verdanken.

Bitte beachten Sie jedoch, dass der Besuch beim Kinesiologen den Besuch beim Arzt keinesfalls ersetzt.

Teil I

Hintergrundwissen und Vorbereitung

Grundlagen der Kinesiologie

Die Überlieferung

Bereits vor mehr als 2000 Jahren verwendete der griechische Arzt Hippocrates einen Muskeltest zur Diagnose von Nervenverletzungen an Soldaten. Vor einem halben Jahrtausend konnten die Maya-Indianer mithilfe des Muskeltests Wasser auf dessen Genießbarkeit überprüfen. Wenn sie durch die Ebenen ritten und zu einem Wasserloch kamen, berührte einer der Mayas das Wasser mit dem Fuß, gleichzeitig streckte er einen Arm waagrecht aus. Ein zweiter Indianer übte auf den gestreckten Arm einen leichten Druck aus. Konnte derjenige, der das Wasser berührte, dem Druck standhalten, wussten sie, das Wasser war trinkbar. Wurde der Arm schwach, bedankten sie sich bei ihrem Stammesgott, der sie vor dem schlechten Wasser bewahrte, und ritten weiter. Jedenfalls wird es so überliefert.

Die neuere Geschichte der Kinesiologie im Überblick

In den 80er-Jahren des letzten Jahrhunderts wurde der Muskeltest von französischen Ärzten (Charcot und Babinski) wiederentdeckt und zu einem fixen Bestandteil von neurologischen Untersuchungen gemacht.
Ungefähr zur selben Zeit nahm der englische Orthopäde James Cyriax den Muskeltest zu Hilfe, um zwischen harmlosen Rückenverletzungen, neurologischen Erkrankungen und Bandscheibenvorfällen zu unterscheiden.
Im Zuge dessen entwickelte das Krankengymnastenehepaar Florence und Henry Kendall ein Testsystem für jeden Muskel des Körpers. Dieses System wird auch heute noch verwendet.

1964 entdeckte der US-Chiropraktiker Dr. George J. Goodheart Jr., dass man über gewisse Muskeln aufschlussreiche Informationen nicht nur auf physischer, sondern auch auf psychischer Ebene erlangen kann. Er stellte die Behauptung auf, dass das menschliche Funktionieren ein Dreieck aus chemischen, emotionalen und strukturellen Faktoren ist. Übrigens praktizierte Goodheart bis zu seinem Lebensende (2008) als 89-Jähriger.
Der 1987 verstorbene Chiropraktiker Alan Beardall entwickelte den Muskeltest zu einer „hohen und subtilen Heilkunst", die von der amerikanischen Ärztin und Chiropraktikerin Louisa Williams zusammen mit dem in den USA lebenden deutschen Schmerztherapeuten Dr. Dietrich Klinghardt in Beardalls Sinne weiterentwickelt wurde und heute unter dem Namen „Neuralkinesiologie" bekannt ist.
Obwohl in der Kinesiologiepraxis oft ein Bezug zum Meridiansystem der Traditionellen Chinesischen Medizin besteht, hat das Wort „Kinesiologie" nichts – wie so oft angenommen – mit „chinesisch" zu tun, sondern stammt vom griechischen „kinesis" ab, das so viel wie „Bewegung" bedeutet. Mithilfe des Muskeltests können Zusammenhänge verschiedener Körperfunktionen erfasst werden. Dies beruht auf der Theorie, dass bei Stress bestimmte Muskelgruppen unseres Körpers kurzfristig schwach werden. Vielleicht haben Sie schon einmal nach einem Schreck oder einer anderen Stresssituation ein Zittern in den Knien oder in anderen Körperteilen gespürt. Dann haben Sie subjektiv erlebt, wie Muskeln auf Stress reagieren. Die subtileren Muskelreaktionen in Stresssituationen sind weniger spürbar, aber dafür kinesiologisch testbar.
Unter Stress versteht man in diesem Zusammenhang alles, was unser System als schwächend erkennt. Das können sowohl gesundheitsbelastende Substanzen wie zum Beispiel Chemikalien sein, Krankheitserreger wie Viren, Bakterien, Pilze oder andere Parasiten, aber auch belastende Lebenserfahrungen wie Trauer, Zorn, Schreck, Kummer, Erniedrigung, Angst etc. Der Muskel-

test gibt nicht nur Aufschluss darüber, ob Stress vorhanden ist, sondern ermöglicht es, die Ursache zu identifizieren. Das heißt, mit dem Muskeltest kann praktisch alles ausgetestet werden, egal ob es darum geht eine Mangelerscheinung wie zum Beispiel Vitaminmangel, Spurenelementemangel, Enzymmangel, Aminosäuremangel etc. aufzudecken oder diverse Krankheitserreger. Auch Schwermetallbelastungen wie zum Beispiel Quecksilber, Blei oder Aluminium im Körper können aufgedeckt und in der Folge ausgeleitet werden. Zusätzlich kann man, wenn ein Mangel oder ein Erreger identifiziert ist, ein passendes Mittel finden, das den Körper wieder ins Gleichgewicht bringt.

Obwohl die Kinesiologie bei vielen Schulmedizinern und Wissenschaftlern immer noch auf Widerstand stößt, weil die Methode nicht wissenschaftlich belegt ist, wird sie durch Abertausende Fallbeispiele weltweit immer wieder bestätigt. Zusätzlich wurde die Effektivität des Muskeltests in zahlreichen Studien und Forschungsprojekten untersucht und bezeugt. Mit einem Biofeedback-Gerät kann die Zuverlässigkeit des Muskeltests auch visuell bestätigt werden. Mittlerweile gibt es in Europa und den Vereinigten Staaten von Amerika viele Schulmediziner, die diese Form der Austestung in ihrer Praxis erfolgreich anwenden und mit ihrem Fachwissen gut kombinieren oder mit Kinesiologen zusammenarbeiten.

Zahnärzte, zum Beispiel, die sich das kinesiologische Austesten angeeignet haben, können selbst Quecksilberbelastungen durch Amalgamplomben austesten und das Schwermetall ausleiten und zusätzlich auch Zahnmaterialien austesten, um zu verhindern, dass ein für den Patienten schlecht verträgliches Material in dessen Zähne eingesetzt wird. Jeder von uns ist ein Individuum, deshalb kann ein und dasselbe Material für den einen im Test neutral, für den anderen wiederum negativ ausfallen und unangenehme Folgen mit sich bringen.

Viele Homöopathen haben sich ebenfalls mit der kinesiologischen Austestungsmethode vertraut gemacht, um aus den Mit-

teln, die in die engere Wahl kommen, das wirkungsvollste auszuwählen.
Auch für TCM-Ärzte ist die Kinesiologie ein guter Indikator für die Wahl der geeigneten Kräuter, die nicht immer von allen Patienten gut vertragen werden, aber genau mit dieser Methode ausgetestet werden können.

Kinesiologie und Psyche

Genauso wie man Mangelerscheinungen, Schwermetallbelastungen, Zahnherde, Organ- oder strukturelle Schwächen oder Krankheitserreger testen und ausgleichende Mittel dafür finden kann, ist es möglich, unerlöste seelische Konflikte aufzudecken und gegebenenfalls zu „erlösen“ oder zu „entkoppeln“.
Die Pionierarbeit dazu leistete der geniale deutsche Arzt Dr. Dietrich Klinghardt, der seit mehr als 30 Jahren in den USA lebt und durch seine Entwicklung der Psychokinesiologie weltweit Großartiges auf dem Gebiet der Heilung geleistet hat. Während seiner Arbeit als leitender Arzt im Santa Fe Pain Center im US-Bundesstaat New Mexico wurde er 1992 auf eine sensationelle Studie des San Francisco Spine Institute (Institut für Wirbelsäulenerkrankungen) aufmerksam.
In seinem Lehrbuch der Psychokinesiologie kann man nachlesen: „Psychologen hatten immer wieder darauf hingewiesen, daß Rückenschmerzen, ja selbst Bandscheibenvorfälle und deren Operationserfolg, abhängig sind von psychologischen Faktoren – insbesondere von ungelösten seelischen Konflikten aus der Kindheit des Patienten.“ Die Wissenschaftler des Spine-Instituts wollten diese Behauptungen widerlegen.
100 erwachsene Patienten mit schweren Bandscheibenvorfällen wurden vor der Operation untersucht, und zwar auf fünf mögliche Konfliktsituationen aus ihrer Kindheit:

1. Körperlicher Missbrauch (z. B. Schläge)
2. Sexueller Missbrauch (durch Familienangehörige oder Vertrauenspersonen)
3. Emotionelle Vernachlässigung (fehlende Zuwendung durch die Eltern etc.)
4. Verlust eines Elternteils oder beider (z. B. infolge Ehescheidung)
5. Drogenmissbrauch im Elternhaus (Alkohol, Zigaretten etc.)

Die Patienten wurden in drei Gruppen eingeteilt:
Gruppe A: keine oben genannten Risikofaktoren
Gruppe B: ein bis zwei dieser Faktoren
Gruppe C: drei oder mehr Faktoren

Der Langzeit-Operationserfolg sah folgendermaßen aus:
Gruppe A: 95 Prozent der Patienten völlig gesund
Gruppe B: 73 Prozent völlig gesund
Gruppe C: 15 Prozent völlig gesund

Was kann man daraus folgern? Die Schmerzen und der Erfolg nach einer Operation sind kaum abhängig von der Operation selbst, sondern vielmehr von Faktoren, die auf das Elternhaus und die Kindheit zurückgehen.
Eine Nachfolgestudie zeigte, dass Patienten mit oben genannten Risikofaktoren vor der geplanten Operation durch gezielte Psychotherapie, die im Unterbewusstsein versteckte Konfliktinhalte aufdeckt und „erlöst", von Gruppe C in Gruppe A überführt werden können.
Dieses Phänomen ist nicht nur bei Rückenproblemen bekannt, sondern ebenfalls bei vielen anderen Krankheiten. Dr. Klinghardt und andere Wissenschaftler haben erkannt:

1. „Jede körperliche Erkrankung [hat] ihren Ursprung ganz oder zum Teil im Unterbewußtsein, wo alle Kindheitserinnerungen gespeichert sind. Wenn diese Erinnerungen konfliktbeladen und krankheitsauslösend sind, sprechen wir von einem unerlösten seelischen Konflikt."
2. „Jeder Mensch hat viele dieser unerlösten Konflikte. Der Konfliktinhalt bestimmt später den Ort und die Art der Erkrankung, während die Schwere des Traumas und sein Zeitpunkt im Leben des Patienten die Schwere der Erkrankungen bestimmen."
3. „Zwischen dem Zeitpunkt des Traumas und dem Beginn der Erkrankung können Jahre oder Jahrzehnte vergehen."
4. „Heilung kann erzielt werden, wenn sich an den Konflikt erinnert wird, er vom System entkoppelt wird und die zur Zeit des Ursprungstraumas verinnerlichten Glaubenssätze ausgelöscht werden."
5. „Alle Erkrankungen körperlicher und seelischer Art sind prinzipiell heilbar. Der Schlüssel dafür und die Verantwortung für die Heilung liegen im Unterbewußtsein des Patienten."

Das Unterbewusstsein

Computerexperten im Silicon Valley in Kalifornien errechneten im Jahr 1986 Folgendes: Wenn man einen nach damaligen Gesichtspunkten kleinstmöglichen Computer bauen würde, der alle bekannten Funktionen des Unterbewußten durchführen könnte (Atmung, Herzschlag, Verdauung, Erinnerung an alle Ereignisse etc.), wäre dieser Computer so groß wie ein 100-stöckiges Gebäude, das die Fläche des Bundesstaates Texas abdeckte.

Schon im Mittelalter wusste man, dass die Erkrankung eines Menschen sowohl seelisch als auch körperlich sein konnte. Damals vermutete man, dass Krankheiten durch den Geist eines

Verstorbenen, durch einen Fluch oder sogar durch den Teufel selbst verursacht werden. Die Therapie bestand im Exorzismus, einem Ritual, in dem der unerwünschte „Gast" aufgefordert wurde, den Körper des Patienten zu verlassen.

Jahrhunderte später, in Wien, griff der Psychiater Sigmund Freud viele Begriffe und Ideen von verschiedenen Schulen der Psychotherapie, die sich seit dem Mittelalter gebildet hatten, auf und schuf die „Grundpfeiler" der modernen Psychotherapie. Sein wohl wichtigster Beitrag war die Idee, dass seelische und ein Großteil der körperlichen Erkrankungen auf ungelösten Konflikten basieren, die im Unterbewusstsein gespeichert sind. Wenn diese Konflikte durch verschiedene Therapiemethoden bewusst gemacht wurden, kam es oft zur Verbesserung oder sogar Heilung der ursprünglichen Erkrankung.

Heute gibt es eine Unmenge von psychotherapeutischen Schulen. Doch das, was sie beinahe alle gemeinsam haben, ist das Prinzip, dass bestimmte Konflikte, die in der Kindheit oder in der Jugend nicht erfolgreich bewältigt wurden, oft im späteren Leben zu seelischen oder körperlichen Erkrankungen führen.

In Zusammenarbeit mit Chiropraktikern, Hypnotherapeuten, Farbtherapeuten und Akupunkteuren ist es Dr. Klinghardt gelungen, mit seiner Psychokinesiologie einen Dialog mit dem Unterbewusstsein zu führen. Somit ist es möglich, unerlöste, verdrängte seelische Konflikte nicht nur aufzuspüren, sondern sie auch zu entkoppeln.

Ereignisse, die oft einen unerlösten seelischen Konflikt hinterlassen können, sind zum Beispiel:

- emotionelle oder physiologische Ereignisse während der Schwangerschaft der Mutter (z. B. schlechte Beziehung der Eltern, Krankheiten, angelegter, aber verstorbener Zwilling, Wunsch nach einem Kind des anderen Geschlechts – z. B. der Vater wünscht sich unbedingt einen Jungen, das Kind ist aber ein Mädchen, Gedanken an Abtreibung etc.)

- die Geburt selbst
- zu frühes Abstillen
- der Prozess des Sauberwerdens
- das Verhalten der Kinderbetreuer (z. B. Babysitter)
- sexueller Missbrauch
- empfundenes Verlassenwerden durch einen oder beide Elternteile (Trennung)
- Kinderkrankheiten, Unfälle, Operationen
- Krankheiten/Unfälle/Operationen/Tod der Eltern, Großeltern oder Geschwister
- Tod eines Haustieres, Fällen eines Lieblingsbaumes etc.
- Konflikte im Kindergarten
- Konflikte in der Schule (z. B. mit Lehrern, Mitschülern, Prüfungen, Zeugnissen)
- Leistungsdruck
- ein Umzug
- eine Umschulung
- Pubertätsbeginn
- sexuelle Beziehungen
- erste Liebe (häufig konfliktverbunden – „mache ich es richtig? Dürfen die Eltern es wissen? Mag er/sie mich auch? Etc. etc.")
- Betrug oder Enttäuschung in einer Liebesbeziehung oder Freundschaft
- Kämpfe, körperliche Bedrohungen durch andere Jugendliche oder Gangs
- Konflikte in der elterlichen Beziehung bis hin zur Scheidung
- eine Abtreibung
- psychische Krankheiten wie z. B. Depressionen
- finanzieller Druck
- Versagen in Beziehungen, Sport, Schule, Beruf etc.
- ein Gerichtsverfahren
- die Diagnose einer ernsten Krankheit
- Ungerechtigkeiten
- etc.

Ein unerlöster seelischer Konflikt kann „geheilt“ werden, wenn verschiedene Bedingungen erfüllt sind:

- Man erinnert sich an den genauen Zeitpunkt, an dem der Konflikt stattfand.
- Man erinnert sich so detailliert wie möglich an die Umstände, in denen der Konflikt stattfand.
- Man ruft die Emotionen wieder hervor, die damals verspürt wurden, aber nicht artikuliert werden konnten.
- Man wendet eine geeignete Entkoppelungstechnik an.
- Einschränkende Glaubenssätze werden bewusst gemacht und durch befreiende Glaubenssätze ersetzt.

Also: Ein USK (unerlöster seelischer Konflikt) ist ein traumatisches Erlebnis, das ins Unterbewusstsein verlagert wurde. Dadurch entstehen negative Verhaltensmuster und einschränkende Glaubenssätze.

Traumatische Erlebnisse, die verdrängt wurden, können sich sowohl im Körper (Schmerz, Allergie) als auch auf der Gefühlsebene (energetische Blockaden) oder auf mentaler Ebene (negative Glaubenssätze) äußern.

Die US-Psychotherapeutin Ellen Shapiro hat für die Traumaerinnerungsarbeit die Augenbewegungsmethode entwickelt. Auch ihre Arbeit hat Dr. Klinghardt in seine Psychokinesiologie integriert, wie auch die Alarmpunkte der Akupunktur, die zu den verschiedenen Meridianen gehören, in diese Methode eingebaut wurden.

Farben spielen in der Psychokinesiologie ebenfalls eine bedeutende Rolle. Schon in der Antike war die Wirkung der Farben bekannt. Kranke, auch psychisch Kranke, wurden entweder in farbige Tücher eingewickelt oder mit farbigen Pasten bemalt. In der Psychokinesiologie verwenden wir normalerweise Farbbrillen. Sobald Sie den Selbsttest fest im Griff haben, können Sie die für Ihren emotionalen Zustand passende Farbe austesten, denn auch hier gilt die Regel: Es gibt keine Regel. Jeder Mensch ist ein Individuum. Allerdings gibt es, was Farben betrifft, einen gut anwendbaren Leitfaden.

Rot

- Belebt, gibt Lebenskraft, schafft einen ausgleichenden Einfluss auf Schwachstellen.
- Puls und Atmung werden aktiviert.
- Das Thema „Ordnung" findet seinen Ausgleich mit Rot.

Rot-Orange

- Wirkt bei niederem Selbstwertgefühl und Abgrenzungsthemen.
- Hilft bei Erkrankungen im Milz-/Bauchspeicheldrüsenbereich.

Orange

- Spendet Kraft und Geborgenheit. Gleicht Pessimismus und Depressionen aus.
- Stärkt den Verdauungsbereich.
- Hilft häufig bei Blasen-, Gebärmutter- und Prostataproblemen.
- Schafft ein Gefühl der tiefen Verbindung mit den Mitmenschen.

Gelb

- Farbe des Solarplexus. Wer auf diese Farbe anspricht, leidet oft unter Magen-Darm-Störungen, erheblicher Müdigkeit oder Depressionen.
- Durch Gelb erholt sich der Gemütszustand, Wahrnehmungs- und Konzentrationsfähigkeit werden gesteigert.
- Gelb spendet – wie das Sonnenlicht – Energie.

Grün

- Schafft Ausgeglichenheit zwischen Warm und Kalt.
- Dämpft Schock und Erregungszustände.
- Verleiht ausgleichende Ruhe und Gelassenheit.
- Grün hat oft einen Bezug zum Herzen.

Blau

- Fördert Entspannung, Ruhe und Gelassenheit.
- Beruhigt Körper und Seele.
- Wer auf Blau anspricht, ist oft schüchtern und introvertiert.
- Blau ist die Farbe für Hals-Nasen-Ohren-Symptome.

Indigo

- Die Farbe der Augensymptome.
- Intellektuelle und kreative Fähigkeiten nehmen zu.
- Indigo stimuliert Lebenseinsichten.

Violett

- Harmonisiert Unausgeglichenheit.
- Hilft Distanz zum Alltag zu schaffen.
- Meditative Prozesse werden wieder freigesetzt.
- Liebe für alles, was schön und natürlich ist.
- Violett entspannt, steigert das Selbstvertrauen, lindert Migräne, Konzentrationsschwierigkeiten, Leere im Kopf.

Die „Farblehre“ hat zwar jetzt nicht direkt etwas mit der Allergiebehandlung, um die es in diesem Buch geht, zu tun, Sie können aber die Wirkung der Farben in weiterer Folge, wenn Sie mit der Selbstbehandlung gut vertraut sind, wunderbar integrieren. Bitte verlieren Sie nicht die Geduld. Ihre Allergie ist nicht über Nacht entstanden und kann deshalb auch nicht über Nacht verschwinden. Es ist wichtig, dass Sie die einzelnen Schritte – und

deren Zusammenhänge, die wir dann bei der Selbstbehandlung anwenden – auch im Detail verstehen.
Zur Erinnerung: Die Methode, mit der Sie Ihre Allergie in den Griff bekommen können, hat als „Grundrezept" die Psychokinesiologie, die aus einer Zusammenführung ausgeklügelter, wirkungsvoller Heilmethoden besteht. Prinzipiell gilt es, im Dunklen des Unterbewusstseins zu stöbern und die rastlosen, quälenden Kobolde ans Licht zu bringen und zu neutralisieren. Diese Kobolde nennt man USKs: unerlöste seelische Konflikte.

Unerlöste seelische Konflikte

Ein unerlöster seelischer Konflikt entsteht im Hypothalamus, einem Teil des limbischen Systems im Gehirn. Diese Konflikte können in Verbindung mit Personen, Aussagen, Farben, Gerüchen oder Situationen gespeichert werden. Immer wenn eine der Komponenten wiederkehrt, ist auch das schlechte Gefühl wieder da. Kann das Erlebte bzw. die Empfindung nicht im gesamten Zusammenhang gesehen oder „ausgelebt" werden, potenziert es sich und macht sich als „seelischer Hilfeschrei" bemerkbar.
Unerlöste emotionale Konflikte in früher Kindheit können beim Erwachsenen, aber auch schon viel früher, körperliche und seelische Krankheiten hervorrufen. Auch Glaubenssätze, die zum Zeitpunkt des ungelösten seelischen Konflikts entstehen, können unser weiteres Leben in Bezug darauf, ob wir angenehme oder unangenehme Realitäten erzeugen, beeinflussen.
Es sind viele Komponenten, die zu Ihrer Allergie beigetragen haben. Einschränkende Glaubenssätze halten das System oft so gefangen, dass eine Therapie häufig scheitert, weil diese Glaubenssätze nicht erkannt und befreit werden.

Glaubenssätze

„Man soll nicht sagen: ‚Ich Unglücklicher, dass mir das zustoßen musste', sondern: ‚Ich Glücklicher, der ich unbekümmert zu bleiben vermag, obwohl mir das zustieß'." (Marc Aurel)

Die Art und Weise, in der wir unsere Umwelt und uns selbst wahrnehmen und dadurch in eine gewisse Bahn gelenkt werden, wird von Glaubenssätzen bestimmt. Der klinische Psychologe Dr. Larry Nims erstellte die These, dass wir unser Unterbewusstsein durch bestimmte Anweisungen positiv oder negativ beeinflussen können. Die Kraft des positiven Denkens ist keine Neuerfindung, doch Glaubenssätze führen uns viele Schritte weiter. Sie können hilfreich, aber auch hinderlich und sogar kontraproduktiv sein, weil sie die persönliche Entwicklung bremsen oder fehlsteuern können.

Glaubenssätze sind Sätze, die wir irgendwann gehört und die sich in unser Zellgedächtnis eingebrannt haben. Sie können durch bewusste oder unbedachte Aussagen von Eltern, Lehrern, Freunden, Geschwistern oder auch den Medien auferlegt worden sein. Glaubenssätze wirken im Unterbewusstsein wie eine Art Programmierung. Meistens halten wir diese Glaubenssätze für unsere eigene Meinung, weil uns gar nicht bewusst ist, dass der Ursprung aus einer ganz anderen Quelle kommt.

Es gibt positive und einschränkende Glaubenssätze. Positive Glaubenssätze sind hilfreich, um uns in unserem Dasein zu positionieren. Sie geben uns Selbstsicherheit, verhelfen uns körperlich und geistig gesund zu bleiben und auch unsere Ziele zu erreichen.

Beispiele für positive Glaubenssätze:

- Es ist in Ordnung, sich wichtig zu nehmen.
- Es ist in Ordnung, sich selbst zu lieben.
- Ich habe die gleichen Rechte wie alle anderen.

- Ich bin genauso gut wie alle anderen.
- Ich bin es wert, geliebt zu werden, ohne dafür etwas leisten zu müssen.
- Ich darf alle Zeit, die ich brauche, für mich beanspruchen.
- Es ist in Ordnung, Aufgaben zu delegieren.
- Auch wenn die Dinge anders laufen, als ich sie mir vorgenommen habe, achte ich mich und nehme mich so, wie ich bin.
- Auch wenn ich manchmal traurig bin und Angst habe, achte ich mich und nehme mich so, wie ich bin.
- Ich darf selbst Entscheidungen treffen.
- Ich gebe die Opferrolle auf und übernehme Verantwortung.
- Es ist immer der richtige Zeitpunkt zu hoffen, zu wünschen, zu lieben, zu wagen, zu lernen, zu entscheiden, sich von alten Mustern zu trennen, loszulassen, was belastet etc.

Bitte finden Sie positive Glaubenssätze für sich selbst. Aber achten Sie darauf, dass das Wort „Nicht" nicht vorkommt. Es könnte nämlich sein, dass das Unterbewusstsein gerade dieses Wort auffängt. Denken oder sagen Sie zum Beispiel nicht: „Ich muss die Opferrolle nicht annehmen", sondern: „Ich darf die Opferrolle abgeben" oder „Ich kann die Opferrolle abgeben".

Einschränkende Glaubenssätze, oder „negative Affirmationen" durch Andere, die oft schon in früher Kindheit geprägt wurden, sind häufig die wesentlichsten Ursachen für die Bildung von Blockaden. Kinder beziehen alles auf sich selbst und können nicht unterscheiden, ob gewisse Bemerkungen der Erwachsenen vielleicht nur so leicht dahergesagt sind. Oft sind Eltern gestresst oder ungeduldig, haben Sorgen oder ihre Gedanken ganz woanders als beim Kind und sagen in so einer Situation Unüberlegtes wie: „Stör mich jetzt nicht, ich habe etwas Wichtiges zu tun." Das Kind registriert unterbewusst: „Ich bin nicht wichtig. Alles andere ist wichtiger als ich." Im Bewusstsein des Kindes ist die-

ser Satz schnell wieder vergessen. Das Unterbewusstsein jedoch hat es registriert und eine Blockade gebildet, die das Selbstwertgefühl ein Leben lang überschatten kann.
Was zum Beispiel als „Du kannst das nicht" oder „Du kennst dich nicht aus" gehört wird, übersetzt und speichert sich im Unterbewusstsein als: „Ich bin zu dumm dafür."
Hier nur ein paar wenige Beispiele für negative oder einschränkende Glaubenssätze, die in der Kindheit geprägt wurden. Sicherlich können Sie dieser Liste noch viele selbst erlebte hinzufügen.

Beispiele für einschränkende Glaubenssätze:

- Ich werde das nie begreifen.
- Ich störe immer.
- Ich stehe immer im Weg.
- Ich habe keine Ahnung.
- Der/die Soundso kann das viel besser als ich.
- Jungen weinen nicht.
- Ich bin zu dick/zu dünn.
- Ich habe zwei linke Hände.
- Ich spreche zu laut.
- Ich sollte mich schämen.
- Ich bin ein Faulpelz.
- Ich bin immer die/der Letzte.
- Immer mache ich alles falsch.
- Ich bin nichts wert.
- Ich bin nicht wichtig.
- Ich bin nicht liebenswert.
- Ich bin nicht gut genug, so wie ich bin.
- Ich werde nur geliebt, wenn ich etwas dafür leiste.

Kommt Ihnen hier irgendetwas bekannt vor?

Emotionen als Auslöser von Krankheiten

Ihre Allergie ist nicht über Nacht gekommen. Sie haben über einen langen Zeitraum Emotionen geschluckt, die Sie nicht verdauen können – Emotionen, an die Sie sich vielleicht gar nicht mehr erinnern mögen oder können. Jedoch Ihr Unterbewusstsein wird sich freuen, wenn Sie sich etwas Zeit nehmen für einen Dialog. Denn das ist der erste Schritt zur Heilung.

Nun fragen Sie vielleicht, wie in aller Welt man einen Dialog mit seinem Unterbewusstsein führen kann. Man kann! Mithilfe der Psychokinesiologie. Und mithilfe Ihrer Organe.

Die moderne Medizin tendiert dazu, den Körper und seine physiologischen Funktionen in erster Linie vom technischen Standpunkt zu betrachten. Aber sowohl griechische als auch chinesische Ärzte der Antike haben einen engen Zusammenhang zwischen organischen Symptomen und Emotionen festgestellt und danach behandelt.

In der TCM und vielen anderen alternativen Heilmethoden gilt diese Tausende Jahre alte Lehre auch heute. Machen wir deshalb einen kleinen Exkurs in das übermittelte wunderbare Wissen sowohl der Traditionellen Chinesischen Medizin als auch der medizinischen Lehren der alten Griechen.

Die Emotionen, die im „Suwen" („Buch der einfachen Fragen", Teil des Klassikers des gelben Kaisers) beschrieben werden, sind:

- Freude
- Ärger
- Besorgnis
- Grübeln
- Angst
- Schrecken

In der TCM gibt es fünf Hauptorgane, die sogenannten Speicherorgane. Diese sind die Lunge, die Niere, die Leber, das Herz und die Milz. Dazu gehören die sogenannten Hohlorgane wie Dickdarm, Blase, Gallenblase, Dünndarm und Magen.
Außerdem stellten die alten Chinesen eine Verbindung zwischen den Organen und den fünf Elementen her, wobei sie jeweils zwei Organe einem Element zuordnen.

- **Feuer** – steht für Zirkulation und Schutz, Lachen und Freude. Feuer bringt Energie nach allen Richtungen, strebt nach oben und erzeugt Licht, Wärme und Energie. Es wärmt unsere Herzen und ermöglicht Gefühle wie Liebe und Mitgefühl. Die entsprechenden Organe sind *Dünndarm und Herz.* Die Mutter des Feuers ist das Holz.
- **Holz** – steht für Lagerung und Verteilung, Stärke und Beständigkeit. In der TCM wird das Holzelement mit dem Baum in Verbindung gebracht. Der Baum wächst sein ganzes Leben lang, strebt nach oben und ist sehr stark. Seine Wurzeln verbinden ihn mit der Welt. Die entsprechenden Organe sind *Leber und Galle*. Das Element Holz wurzelt im Element Wasser.
- **Wasser** – speichert die Lebensenergie. Das Wasser ist unser Ruhepol. Die entsprechenden Organe sind *Niere und Blase.*
- **Erde** – steht für Körperlichkeit, Struktur und „Erdung“. Die Erde verankert uns, gibt Sicherheit und Vertrauen. Die entsprechenden Organe sind *Milz/Bauchspeicheldrüse und Magen.*
- **Metall** – steht für Austausch und Ausscheidung. Das Metall ist eine zusammenziehende Kraft. Es hat eine Beziehung zur Spiritualität und steht in Verbindung mit der Funktion des Austausches mit unserer Umwelt. Die entsprechenden Organe sind *Lunge und Dickdarm.*

Alle anderen Organe spielen zwar in der TCM eine eher untergeordnete Rolle, haben aber genauso ihre Berechtigung und ihren Wirkungskreis.
In der Psychokinesiologie wurde dieses System durch Dr. Klinghardt erweitert: Zum Feuer wird ebenfalls die Schilddrüse hinzugerechnet sowie zum Wasser die Geschlechtsorgane.
In der TCM werden Emotionen als Hauptkrankheitsursachen beschrieben, denn „die Seele macht den Körper krank". Die unterschiedlichen Emotionen werden wiederum bestimmten Organen zugeordnet. Jedes Gefühl löst auf irgendeine Weise eine Reaktion aus, muss jedoch keine körperlichen Schwächen oder Krankheiten hervorbringen. Wenn jedoch die Gefühle übermächtig werden, sodass man ihrer nicht mehr Herr ist, sie ständig unterdrückt und kein Ventil für sie findet, können Organschäden und Krankheiten ihren freien Lauf nehmen.
Übermäßige emotionelle Aktivität kann ernste Störungen im Yin-Yang-Gleichgewicht verursachen, den Qi-Fluss stören und Blockaden in den Leitbahnen hervorrufen. Sobald es zu einem physischen Schaden gekommen ist, ist der Organismus nicht mehr in der Lage, den Selbstheilungsprozess voll zu aktivieren. Der zu lange anhaltende emotionale Stress ist damit behandlungsbedürftig. So wussten die Chinesen unter anderem schon vor Jahrhunderten, dass zum Beispiel Angst durch Akupunktur des Nierenmeridians erfolgreich behandelt werden kann.
In der klassischen Akupunkturlehre sind jedem Organ bestimmte Gefühle zugeordnet. Dr. Klinghardt und sein Team haben zu den schon bekannten Hauptgefühlen aus der TCM eine „Gefühlsmandala" entwickelt, womit es möglich geworden ist, die kinesiologische Abfrage um ein Vielfaches zu verfeinern und einen sehr spezifischen Dialog mit dem Unterbewusstsein zu führen.

Die Gefühlsmandala nach Dr. Klinghardt

Wie wir jetzt an vielen Beispielen gesehen haben, kann eine Disharmonie in einem Organ in weiterer Folge auch eine Disharmonie in einem anderen Organ verursachen – wie in einem Zahnradsystem. Hier ein geordneter Überblick der Gefühlsmandala und der organbezogenen Emotionen, die Dr. Klinghardt mit seinem Team in Anlehnung an den Organatlas der TCM entwickelt hat:

Element	Organ	Emotion
Feuer	**Dünndarm**	**sich verloren und einsam fühlen**
		sich verlassen fühlen
		sich verstoßen und vernachlässigt fühlen
		Mangel an Geborgenheit, Nähe und mütterlicher Wärme
		Mangel an Kontakt
		Unsicherheit
		Liebesentzug
		dunkles Geheimnis
	Emotionelles Herz	**plötzlicher Schock**
		gebrochenes Vertrauen
		enttäuschte Liebe
		Liebessehnsucht
		keine Selbstliebe
		Verletztheit
		vorenthaltene Liebe
		Gefühl, nicht liebenswert zu sein
		Traurigkeit
	Physisches Herz	**Freudlosigkeit**
		Furcht vor Freude
		Hartherzigkeit
		sich ausgenutzt fühlen
		Selbstschutz
		eingeengt, ideenlos, bürokratisch sein
		stur und unnachgiebig sein
		Geld- und Machtgier
	Schilddrüse	**Erniedrigung**
		Unentschlossenheit
		Gefühl, von anderen ausgeschlossen zu sein
		„nie ich"
		gehemmt sein

Element	Organ	Emotion
		aufgeben
		anschuldigend sein
		Gefühl, kein Recht auf Selbstausdruck und Erfolg zu haben
		„keiner hört mir zu"
		ohne Hoffnung sein
		verleugnen
Holz	**Leber**	**Wut**
		Ärger
		Unzufriedenheit
		Handlungsunfähigkeit
		mangelnde Anerkennung
		sich übergangen fühlen
		nörgeln
		unnachgiebig sein
		Selbsthass
		Verzweiflung
	Gallenblase	**Ablehnung**
		verbittert sein
		andere verurteilen
		Selbstmitleid
		sich zweitrangig fühlen
		nachtragend sein
		unfähig sein, sich zu entscheiden
		unfähig sein, für sich selbst einzustehen
		Opferhaltung
		manipulieren
		falscher Stolz
Wasser	**Niere**	**Angst**
		Schuldgefühle
		machtlos sein
		demoralisiert sein
		egoistisch sein
		Enttäuschung
		brutal und ohne Mitleid sein
		erschrocken, betroffen sein
		„es geht mir an die Nieren"
	Geschlechtsorgane/ Blase	**sich schämen**
		gelähmter Wille
		unerfüllte Liebessehnsucht
		sich verletzt fühlen
		Ungeduld
		Selbstmitleid
		Angst, auf eigenen Füßen zu stehen
		beleidigt sein

Erde	**Milz/ Bauchspeicheldrüse**	**niederes Selbstwertgefühl**
		Selbstbestrafung
		abhängig sein
		überbesorgt sein
		leben durch andere
		Gefühl, nicht gut genug zu sein
		sich nicht abgrenzen können
		sich abgelehnt fühlen
		sich nicht trennen können
	Magen	**nicht mögen**
		machtlos sein
		gebrochener Wille
		überlastet, überfordert sein
		Groll
		Hass
		lustlos sein
		Abneigung
		Besessenheit
		etwas nicht verarbeiten (verdauen) können
		„etwas liegt mir im Magen"
Metall	**Lunge**	**chronischer Kummer**
		Trauer
		Sehnsucht
		keine Lebenslust
		unfrei sein
		enttäuscht sein
		verzweifelt sein
		nicht bewältigte Trennung
		„ich gehöre nicht hierher"
		„alles ist verboten"
		sich isoliert fühlen
		keine Daseinsberechtigung haben
	Dickdarm	**dogmatisches Denken**
		perfektionistisch sein
		überkritisch sein
		kontrollierend sein
		zwanghaft, pedantisch sein
		zynisch sein
		geizig sein
		nicht loslassen können
		besitzergreifend sein

Dass negative Emotionen unseren physischen Körper so stark beeinträchtigen, dass sie häufig zu behandlungsbedürftigen Krankheiten führen, bezweifeln nur mehr die hardcore-fundamentalistischen Vertreter der westlichen Medizin. Krankheiten wie Magengeschwüre und Herzinfarkt werden oft durch übermäßigen Stress ausgelöst und der psychosomatische Faktor kaum mehr angezweifelt. Dasselbe gilt für Allergien.

Ein Beispiel aus der Praxis

Eines meiner ersten, wirklich beeindruckenden Erlebnisse, wie sehr ungelöste Konflikte den Körper beeinträchtigen, war der Fall von Herrn S.

Eine befreundete Homöopathin hatte den in Österreich eingebürgerten Serben schon seit Längerem in Behandlung, weil ihm immer wieder übel war, ihm manchmal schon beim Gedanken an Speisen graute und ihn sein ständiger Blähbauch einschränkte. Da ihn diese Symptome schon mehrere Jahre quälten, hatte er schon viel Gewicht verloren und wurde immer schwächer und schwächer. Schulmedizinisch war außer dem Gewichtsverlust nichts Bedenkliches festzustellen.

Die verschiedenen Mittel der Homöopathin wirkten zwar, jedoch nur kurzfristig. Glücklicherweise erkannte die Expertin, dass im Energiefluss ihres Klienten offenbar eine Blockade saß, die den immer wieder begonnenen Heilungsprozess aufhielt. Also bat sie mich, ihn kinesiologisch zu testen. Sowohl Homöopathen als auch Akupunkteure sind sich im Allgemeinen einig, dass wenn ein Mittel oder eine Behandlung immer nur kurzfristige Besserung bringt, irgendwo im Körper der Energiefluss gestört ist. Solche Störungen werden sehr häufig durch Allergien, Schwermetallbelastungen oder auch Zahnherde hervorgerufen.

Herr S., ein gebildeter Fachmann mehrerer Sparten mit vorzüglichen Deutschkenntnissen, war zuerst skeptisch, was die Kinesiologie betraf. Ich testete eine Weizenallergie und schlug eine Behandlung nach zweiwöchiger Vermeidung von Weizenprodukten vor. Er war immer noch skeptisch, meinte aber, er hätte nichts zu verlieren.

Als er zwei Wochen später in die Praxis kam, hatte sich an seinen Symptomen nichts geändert und er war nur deshalb wieder gekommen, weil er der Verzweiflung nahe war. Was dann bei der Sitzung herauskam, erstaunte uns beide.

Beim Abtasten seiner Organe meldete sich zuerst die Schilddrüse. Die Schilddrüse steht für Erniedrigung.

Bei der Abfrage der Gefühlsmandala kam die „Antwort", dass er im Alter von 13 Jahren einer Arbeit nachging, die sowohl ihn als auch seine Eltern erniedrigte.

Ich war darauf gefasst, dass er nach meiner Auslegung des kinesiologischen Tests von der Liege aufstehen und sich verabschieden würde. Welcher erniedrigenden Arbeit geht ein 13-Jähriger nach? Was könnte seine Eltern dabei erniedrigen?

Herr S. stand nicht auf. Im Gegenteil. Er schüttelte ungläubig den Kopf und erzählte: Sein Vater war Alkoholiker und konnte keiner geregelten Arbeit nachgehen, um die fünf Kinder zu ernähren. Als Herr S. 13 war, bekam er einen Job, mit dem es ihm möglich war, die Familie am Leben zu erhalten. Er schaufelte Gräber am Friedhof. Drei pro Woche genügten, um genügend Dinar für Nahrungsmittel, Kleidung und Miete zu verdienen.

Was Herr S. nicht durfte, war irgendjemandem davon zu erzählen. Mutter und Vater hatten ihn darum gebeten. Es war ihnen beiden sehr peinlich, dass ihr Junge die Aufgabe des Vaters als Ernährer übernehmen musste.

Was Herr S. nicht wollte, war, dass irgendjemand in der Schule von seinem „Nebenjob" erfuhr. Was zur Folge hatte, dass er nachts arbeitete und tagsüber völlig übermüdet in der Schule einschlief. Was sich wiederum in seinen Prüfungsnoten niederschlug. Was zur Folge hatte, dass man ihn hänselte und als „den Depperten" bezeichnete. Was zur Folge hatte, dass sich der hübsche Junge an die frühreifen Mädchen der Nachbarschaft heranmachte, um seine Männlichkeit zu beweisen. Was zur Folge hatte, dass er vonseiten der Erwachsenen in der Gegend Schimpf und Schande über sich ergehen lassen musste. Und was letztendlich zur Folge hatte, dass es ihm später im Leben nicht reichte, *einen* Beruf zu wählen und diesen erfolgreich auszuführen, sondern gleich mehrere, um zu beweisen, dass er auf keinen Fall „deppert“ ist.

Also eine endlose Verkettung von Konflikten, die nie gelöst, sondern fein säuberlich „unter den Teppich gekehrt“ wurden. Doch irgendwann begann der „Teppich“ fadenscheinig zu werden und sich aufzulösen, wie Herr S., der immer mehr ein Schatten seiner selbst geworden war.

Gemeinsam entkoppelten wir die alten, ungelösten Konfliktsituationen mithilfe der Psychokinesiologie, und schon nach wenigen Wochen war die Farbe in Herr S.' Gesicht zurückgekehrt, er hatte mehrere Kilo zugenommen und konnte wieder seinen verschiedenen Berufen nachgehen.

Wovon ich ihn aber nicht befreien konnte, war seine Manie, beweisen zu müssen, dass er alles kann. Nach der erfolgreichen Behandlung besuchte er sogar eine Reihe Kinesiologieseminare und bezieht nun das Neu-Erlernte erfolgreich in seine anderen Berufe mit ein.

Schilddrüse

Sicher kennen Sie das Sprichwort: „Mir schnürt es den Hals zusammen.“ Dieses Gefühl ergibt sich oft in Situationen, in denen man es einfach nicht schafft, die Wahrheit zu sagen. Entweder aus Angst vor der Konsequenz oder aus Angst, jemanden zu verletzen. Auch akuter emotionaler Stress, Kummer oder Beklemmung, also Emotionen, die ihren Ursprung in anderen Organen haben, können nach oben steigen und sich im „Flaschenhals“ zusammendrängen. Diese schaffen dann für den Betroffenen das Gefühl, zu ersticken.

Auf der Gefühlsmandala ist das Hauptgefühl der Schilddrüse *Erniedrigung*. Die dazugehörigen Gefühle können folgende sein:

- Unentschlossenheit
- sich von anderen ausgeschlossen fühlen
- „nie ich“ bzw. „keiner hört mir zu“
- gehemmt sein
- Kapitulation vor den Aufgaben
- Anschuldigung
- das Gefühl, kein Recht auf Selbstausdruck und Erfolg zu haben
- Hoffnungslosigkeit
- Verleugnen

Ein Beispiel aus der Praxis

Die 34-jährige Kindergärtnerin Karin S., Mutter von zwei Kindern, klagte über jahrelange Müdigkeit, Heuschnupfen, Beklemmungen beim Einschlafen und Schlaflosigkeit. Sie hatte schon viele Fachärzte zu diesen Problemen konsultiert, aber noch keine Besserung ihrer Symptome erfahren können.

Bei der kinesiologischen Erstaustestung wurden Quecksilberbelastung und Milchallergie festgestellt. Für die Quecksilberbelastung stellten wir ein Ausleitungsprogramm zusammen. Für die Kuhmilchallergie wurde ihr eine Behandlung mittels Psychokinesiologie empfohlen, was sie auch akzeptierte.

Nach zweiwöchiger Vermeidung von Kuhmilch kam Frau S. zur Behandlung.

Bei der Sitzung meldete sich als Erstes der Dünndarm. Beim Dialog mithilfe des Organatlas erfuhren wir, dass es sich um das Hauptgefühl „sich verloren und einsam fühlen“ handelte. Bei weiterer Abfrage meldeten sich die Gefühle „sich verstoßen fühlen", „vernachlässigt sein", Mangel an Geborgenheit und mütterlicher Wärme, Unsicherheit und Liebesentzug. Außerdem erfuhren wir, dass diese Emotionen etwas mit ihrer Mutter zu tun hatten und in die Zeit, als sie zwei Jahre alt war, zurückreichten.

Frau S. protestierte. Sie meinte, sie hätte immer ein wunderbares Verhältnis zu ihrer geliebten und liebevollen Mutter gehabt und sicher sei nie im Leben irgendetwas vorgefallen, was die ausgetesteten Gefühle – mangelnde Geborgenheit, Vernachlässigung, mangelnde mütterliche Wärme etc. – hätte hervorrufen können.

Da sich die Klientin so vehement gegen diese Gefühle wehrte, wiederholten wir den Testablauf. Aber es kam dasselbe noch einmal. Bei der erweiterten Befragung erfuhren wir, dass ihr Bruder auf die Welt kam, als sie zwei Jahre alt war. Somit war das Rätsel gelöst. Sie gab auch zu, dass obwohl sie ihren Bruder innig liebte, sie insgeheim immer eifersüchtig auf ihn gewesen sei, diesen Schmerz aber seit damals für sich behalten habe. Noch dazu hatte sie sich als kleines Mädchen umso mehr bemüht, lieb und brav zu sein, und sich über die Maßen um den Kleinen gekümmert, damit „Mama sie genauso lieb hat wie den Bruder".

Als ihr nun bewusst wurde, dass sie ihr Leid schon Jahrzehnte unterdrückt hatte und wir dieses Leid entkoppelten, kam plötzlich ein neues, tief vergrabenes Gefühl auf. Zorn. Zorn auf den kleinen Bruder, der immer alles bekam, was er wollte, und auf den man immer Rücksicht nahm, weil er der kleinere war. Sie wurde gebeten, diesem Zorn freien Lauf zu lassen. Während der Entkoppelung verblasste auch dieses Gefühl und löste sich auf.

In der zweiten Runde dieser Sitzung – bei Allergiebehandlungen bedarf es in der Regel zwei hintereinander folgender Sitzungen – meldete sich bei der Organabfrage die Niere. Der Niere ist als Hauptgefühl Angst zugeordnet, und dies ergab auch die Testung. Bei der weiteren Abfrage der Gefühlsmandala meldeten sich die Emotionen Machtlosigkeit, Schreck, Betroffenheit und Schuldgefühle.

Als wir den Zeitpunkt des Konflikts, der mit der Angst als Hauptgefühl zu tun hatte, erfragten, erhielten wir das Alter 22. Die Klientin musste lange nachdenken. Auch hier fiel ihr nichts zu dem Thema ein. Die angezeigten Emotionen wurden wiederholt: Schreck, Betroffenheit, Schuldgefühle … dann unterbrach sie mich plötzlich. Wie ein Blitz kam die Erinnerung an jene schreckliche Nacht, die sie so tief verdrängt hatte, dass sie eigentlich komplett in Vergessenheit geraten war. Wieder ein klassisches Beispiel, dass absolut alles, was uns je zustößt, gespeichert wird. Man muss nur den richtigen Schlüssel finden, um das in der Tiefe verborgene Schloss zu öffnen. Dieser Schlüssel hieß in diesem Fall Psychokinesiologie.
Das, was der jungen Frau nun hochkam, war der Schreck, als während eines Urlaubs auf einer fernen Insel eines Nachts ein dunkler Mann durchs Fenster kam und ihre mitreisende Freundin vergewaltigte. Meine Klientin, die selbst so große Angst hatte, dass es ihr den Hals zuschnürte, stellte sich schlafend. Erst als der Mann wieder verschwunden war, rief sie um Hilfe. Wegen ihrer schrecklichen Schuldgefühle hatte sie ihrer Freundin nie erzählt, dass sie eigentlich während der Vergewaltigung wach war.
Hier gab es nun mehrere Gefühle zu entkoppeln. Zuerst wurde sie gebeten, die Angst nochmals bewusst zu spüren. Als ihr das gelang, brach sie in einen Weinkrampf aus, der sich nach und nach während der Entkoppelung beruhigte. Auch als sie sich die Schuldgefühle nochmals in Erinnerung rief, musste sie schluchzen. Danach stellte sich eine Wut ein. Wut auf sich selbst, weil sie „so feig" gewesen war.
Nachdem alle Emotionen entkoppelt waren, wurden noch zwei Glaubenssätze ausgetestet, die scheinbar in ihr System integriert waren. Bei dem Satz „Ich bin gut genug, so wie ich bin" hatte ihr System ein Problem und der getestete Muskel reagierte schwach. Auch der Satz „Es ist in Ordnung, mich selbst zu schützen" kam bei ihrem Unterbewusstsein nicht gut

an. Also korrigierten wir den „Fehler in ihrem System" mit positiven Glaubenssätzen.
Beim Abschlussgespräch erzählte die Klientin, dass ihr während der Sitzung klar wurde, wie sie das Eifersuchtsproblem ihrer eigenen beiden Kinder nun in Angriff nehmen könnte.
Einen Monat später, als die Klientin zu einer weiteren Sitzung in die Praxis kam, konnte sie berichten, dass der Heuschnupfen verschwunden war und sie die Beklemmungen nur mehr ganz selten und in abgeschwächter Form plagten. Die Schlafprobleme hatten sich zu diesem Zeitpunkt noch nicht gebessert und mussten separat behandelt werden. Jedenfalls war sie ihre Allergie los.

Lunge

Wenn jemand Sorgen oder Kummer fühlt, ist das Qi blockiert und kann nicht fließen. Die Lunge beherbergt Lebenswille und Selbstwert, Selbstlosigkeit, Großzügigkeit, Egoismus und Zukunftssorgen. Kummer, Trauer oder übermäßige Sorge zeigen sich in allgemeinen Symptomen wie flaches, unregelmäßiges oder verhaltenes Atmen. In der TCM gilt: Wer von Kindheit an keinen Selbstwert hat, bekommt häufig Lungenprobleme. Kummer belastet auch das mit der Lunge gekoppelte Organ, den Dickdarm. Überbesorgte Menschen sind zum Beispiel besonders anfällig für Colitis ulcerosa.
In der Gefühlsmandala ist das Hauptgefühl der Lunge *„chronischer Kummer"*. Die untergeordneten Gefühle können folgende sein:

- Trauer
- Sehnsucht
- keine Lebenslust
- unfrei sein

- enttäuscht sein
- verzweifelt sein
- nicht bewältigte Trennung
- „ich gehöre nicht hierher"
- „alles ist verboten"
- isoliert sein
- keine Daseinsberechtigung haben

Ein Beispiel aus der Praxis

Günther M., ein 70-jähriger pensionierter Bauingenieur, litt seit seiner Kindheit an Asthma und Bronchitis. Er wurde von der TCM-Ärztin, in deren Praxis ich hin und wieder kinesiologisch arbeite, zu mir geschickt. Sie hatte ihn schon seit Längerem aufgrund seiner Lungenproblematik akupunktiert und konnte auch gute Erfolge erzielen, jedoch hatte er immer wieder Rückfälle. Zu dem Zeitpunkt, als er zur Austestung kam, musste er cortisonhaltige Mittel einnehmen, um sein Asthma in Schach zu halten.

Das Schicksal hatte ihn schon des Öfteren Hartes erleben lassen. Er erzählte, dass er als Kind beinahe ertunken wäre und als Erwachsener selbst einmal jemanden ertrinken sah. Außerdem hatte er als Kriegskind mit ansehen müssen, wie die Polizei Russen angeschossen hatte. Er selbst hatte einen Spielgefährten mit einem Pfeil ins Auge getroffen und dieser hätte fast sein Augenlicht verloren. Einmal hatte ihm ein anderes Kind die Nase fest zugehalten und gedroht, ihn umzubringen. Kein Wunder, dass er nachts von Albträumen heimgesucht wurde.

Bei Austestung der Hauptallergene meldete sich der Gluten. Herr M. wurde gebeten, glutenhaltige Lebensmittel von seinem Speiseplan zu streichen. Dies war für Herrn M., der in einem kleinen Ort auf dem Land alleine lebte und deshalb oft auswärts aß, nicht einfach zu bewältigen. Erst nachdem er sich in der Großstadt in einem Biosupermarkt mit einem Einkaufswagen

voll glutenfreier Lebensmittel versorgte und seine Schwester bat, für ihn zu kochen, schaffte er die zweiwöchige Glutenkarenz.
Bei der Allergiebehandlung meldete sich in der ersten Runde die Milz bzw. die Bauchspeicheldrüse. Diese beiden Nachbarorgane gehören zum Element Erde. Als Hauptgefühl kam die Antwort „niederes Selbstwertgefühl". Zum Thema Selbstwertgefühl kamen noch die Antworten „nicht gut genug sein", „sich nicht abgrenzen können" und „sich abgelehnt fühlen". Bei der Frage, zu welcher Zeit im Leben des Herrn M. das Thema „niederes Selbstwertgefühl" einen unerlösten seelischen Konflikt hinterließ, kam die Antwort: „Mit 17." Er überlegte eine Weile, dann kam ihm sein Vater in den Sinn. Er erzählte, dass sein Vater damals sehr böse auf ihn war und mit Liebesentzug bestrafte, weil er die elterliche Landwirtschaft nicht übernehmen, sondern in der Landeshauptstadt studieren wollte. Der Vater sagte immer wieder, er würde das Studium so und so nicht schaffen und es wäre seine Aufgabe als ältester Sohn, den Betrieb zu übernehmen. Zwar absolvierte Herr M. das Studium, doch sein Vater hatte ihm sein Leben lang nicht verziehen.
Der Muskeltest bestätigte, dass es sich um dieses Thema handelte. Die Entkoppelung dauerte lange, weil immer wieder neue Gefühle wach wurden, was ja eine erfreuliche Entwicklung war, denn wir konnten in einer langen Sitzung gleich mehrere Schöpfer aus dem viel zu vollen Fass nehmen. Die Gefühle, die noch kamen, waren Enttäuschung, „sich verloren und einsam fühlen" und Zorn.
Bei der zweiten Runde meldete sich die Blase mit dem Hauptgefühl „sich schämen". Dazu gehörten „unerfüllte Liebessehnsucht", „sich verletzt fühlen" und „beleidigt sein". Bei der Altersabfrage erfuhren wir, dass ihn dieser unerlöste Konflikt im Alter von 38 Jahren quälte. Nach längerem Nachdenken erfuhren wir, dass es um eine Liebesbeziehung ging, in der ihn die Frau brutal hat „fallen lassen" und er später erfuhr, dass sie gleich nach der Trennung ein Verhältnis mit seinem besten Freund einging.

Herr M. wollte sich nicht auf dieselbe Ebene der „Betrüger", wie er sie nannte, begeben und hat diese Situation stillschweigend geschluckt, ohne je darüber zu reden.
Als Herr M. einen Monat später zu einer Nachbehandlung kam, berichtete er, dass das Asthma um vieles besser war, lediglich eine immer wiederkehrende Verschleimung plagte ihn noch. In dieser Sitzung testeten wir die Schreckerlebnisse aus seiner Kindheit, an die er sich so gut erinnern konnte, und jene, die noch Stress für sein System bedeuteten, konnten wir entkoppeln. Interessanterweise, obwohl Herr M. mit einer Lungensymptomatik befallen war, meldete sich die Lunge als Organ nicht. Was wiederum heißt – es gilt auch hier die Regel: Es gibt keine Regel.
Dr. Klinghardt hat mit seinem Team festgestellt, dass ein Mensch Mitte 30 viele Tausende unerlöste seelische Konflikte mit sich trägt. Deshalb ist es bei psychokinesiologischen Sitzungen immer wieder überraschend, welche Konflikte ans Tageslicht kommen bzw. das Unterbewusstsein loswerden möchte, und auch Herr M. war erstaunt, dass die vielen bösen Situationen, an die er sich noch erinnern konnte, bei der Abfrage kein Thema waren. Dazu muss man aber bedenken, dass ja wirklich niemand zu Hunderten von Sitzungen kommen möchte. Irgendwann würden sich diese Erlebnisse schon melden. Allerdings muss man auch den Begriff „Konflikt" näher definieren.

Exkurs: Konflikte

Es war Sigmund Freud, der viele Begriffe und Ideen von verschiedenen Schulen der Psychotherapie aufgriff und erkannte, dass seelische Erkrankungen und ein Großteil der körperlichen Erkrankungen ungelöste Konflikte als Ursache haben. Die meisten der unerlösten Konflikte stammen aus der frühen Kindheit. Wer setzt sich schon wirklich mit den Problemen von Kleinkindern auseinander? Sie können ihren seelischen Schmerz noch nicht artikulieren, übernehmen oft den Kummer von Vater und/oder Mutter ohne zu wissen, wie sie diesen Kummer bewältigen können, und nehmen vieles auf sich, aus Liebe und um geliebt zu werden. Diese in der Kindheit erfahrenen ungelösten seelischen Konflikte potenzieren sich mit jeder neuen, ähnlich schmerzvollen Erfahrung. Natürlich können auch Konflikte, die bei Erwachsenen nicht gelöst werden, schwerwiegende Schäden verursachen.

Nicht jeder Konflikt ist ein „unerlöster" Konflikt. Konfliktsituationen gibt es tagein, tagaus. Im Fall von Herrn M., der als Kind miterleben musste, wie Soldaten auf Russen schossen, hinterblieb zwar eine grausige Erinnerung, die ihn sogar manchmal in Albträumen quälte, aber kein unerlöster seelischer Konflikt. Er war in dieser Situation nicht allein. Seine Mutter war bei ihm und beide teilten ihren Schreck und sprachen sofort über das Ereignis. Wahrscheinlich ist das der Grund, warum die Situation nicht mehr als „ungelöst" testete.

Herz

Das Herz ist besonders anfällig für Emotionen. Es wird durch Freude, Großzügigkeit, Mut, Ehrlichkeit und Mitgefühl gestärkt. Im Gegenzug wird es durch Einengung, Feigheit, Gehemmtsein, Schuldbewusstsein, Betrug und Begierde geschwächt. Liebe und Lebenswille sind in der griechischen Medizin die Grundpfeiler für ein starkes Herz, genauso wie schon die alten Griechen die These aufstellten, dass man an einem „gebrochenen" Herzen sterben kann. Nachdem das Herz das „heißeste" Organ in unserem Körper ist, ist es sehr anfällig für Leidenschaften, die sogar Fieberzustände auslösen können. Dies ist oft bei Kindern zu beobachten, die nach einem lustigen, aufregenden Nachmittag mit anderen Kindern fiebern, und man es ganz richtig der „Aufregung" zuordnet.

Auch Angst vor Freude zum Beispiel dem alten Sprichwort „Freu dich nicht zu früh, denn oft kommt es anders" folgend, wird

dem Herzen zugeordnet. Ein Problem mit dem Herz-Feuer ist häufig mit Symptomen wie Herzklopfen, Aufgeregtheit und Schlaflosigkeit verbunden.
Auf der Gefühlsmandala gibt es ein physisches und ein emotionelles Herz. Das Hauptgefühl für das physische Herz ist *Freudlosigkeit*. Dazu werden auch folgende Untergefühle gezählt:

- Angst vor Freude
- Hartherzigkeit
- sich ausgenutzt fühlen
- Selbstschutz
- sich eingeengt fühlen
- ideenlos sein
- bürokratisch sein
- stur und unnachgiebig sein
- Geld- und Machtgier

Das Hauptgefühl für das emotionelle Herz ist *„plötzlicher Schock“*. Als Untergefühle gelten:

- gebrochenes Vertrauen
- enttäuschte Liebe
- Liebessehnsucht
- mangelnde Selbstliebe
- Verletztheit
- vorenthaltene Liebe
- nicht liebenswert sein
- Traurigkeit

Ein Beispiel aus der Praxis
Angela K., 26, litt seit etwa zehn Jahren an einer Stauballergie und einem Reizdarm. Sie nahm täglich ein schwaches Antihistaminikum, da sie nur so über die Runden kam. Der Reizdarm äußerte sich in stechenden Schmerzen in der Bauchgegend, die jeweils nach einer Durchfallattacke leichter wurden.
Bei der Erstaustestung stellten wir eine Weizenallergie fest. Als sie nach zwei Wochen zur Allergiebehandlung kam, hatte sich schon eine leichte Besserung eingestellt. Der tägliche Niesreiz war verschwunden, die Darmsymptomatik hatte sich nicht verändert. Gut. Wir hatten ja noch nichts behandelt, außer dass Frau K. Weizen vermieden hatte.
Bei der Psychokinesiologiesitzung meldete sich als erstes Organ das emotionelle Herz, das sich in Brustmitte befindet. Das Hauptgefühl war „plötzlicher Schock". Als dazugehörige Emotionen meldeten sich: enttäuschte Liebe, vorenthaltene Liebe, Liebessehnsucht und Traurigkeit, und zwar alle im Alter von 16 Jahren.
Frau K. wusste sofort, um welche Themen es sich handelte. Auch diese junge Frau wurde von einem Übermaß an Schicksalsschlägen belastet. Als sie 16 war, beging ihr Lieblingsonkel Selbstmord, indem er sich die Pulsadern aufschnitt, ohne eine Erklärung zu hinterlassen. Kurz darauf starb ihre Großmutter. Im selben Jahr fiel ein Fallschirmspringer vor ihr in den Tod, die Mutter eines Freundes beging Selbstmord und ihre Schwester erlitt einen tödlichen Autounfall. Alle diese Situationen testeten als Stress und wir entkoppelten jede einzelne separat. Es war harte Arbeit für die junge Frau, da sie jede Situation nochmals durchleben – nicht nur vor Augen halten, sondern auch die dazugehörigen Gefühle entwickeln – musste.
Bei der zweiten Runde der Allergiebehandlung meldete sich die Schilddrüse, allerdings mit dem Gefühl des Dünndarms, ebenfalls im Feuerelement, und zwar „sich verloren und einsam fühlen". Bei der Abfrage kamen die Emotionen „sich verlassen

fühlen", „vernachlässigt sein", Mangel an Geborgenheit, Mangel an mütterlicher Wärme und Liebesentzug. Wiederum war das Alter 16 ausschlaggebend. Sie erzählte, die Mutter arbeitete viel und gab ihr keine Geborgenheit. Im Gespräch stellte sich heraus, dass der Onkel, der damals Selbstmord beging, der Bruder ihrer Mutter war und diese ihre Trauer still und verbissen trug, auch weil Selbstmord in der ländlichen Region, wo die Familie damals lebte, stigmatisiert war. In der Folge „vernachlässigte" die Mutter ihre Tochter oder, besser gesagt, die Tochter fühlte sich vernachlässigt. Ausschlaggebend ist immer das subjektive Gefühl. Welche Umstände im objektiven Sinne noch eine Rolle spielen, kann man zwar gedanklich nachvollziehen, doch die Gefühle suchen ihren eigenen, egoistischen Weg, und das ist in Ordnung so.

Außerdem meldete sich die Niere, mit dem Hauptgefühl Angst und den dazugehörigen Emotionen Enttäuschung, „brutal und ohne Mitleid", Schreck und Betroffenheit. Diese Gefühle entstanden im Alter von 14 und 15 Jahren.

Auch hier wusste Frau K. sofort Bescheid. Als sie 14 war, erkrankte der Freund ihrer Tante an Krebs. Die Tante verließ den Freund während seines Leidens und Frau K. hatte nicht nur Unverständnis für ihre Tante, sondern auch immer Angst, der Verlassene könnte sterben.

Hier gab es ebenfalls viel zu entkoppeln. Wieder galt es, jedes Gefühl einzeln hochkommen zu lassen.

Als die Klientin einen Monat nach der Behandlung wieder in die Praxis kam, erzählte sie, dass alles besser sei, sie aber seit der letzten Sitzung von Albträumen geplagt werde. Noch einmal testeten wir die Ereignisse der letzten Sitzung durch und die aufgeschlitzten Pulsadern mussten nochmals entkoppelt werden. Danach wurde Frau K. mit der Selbstentkoppelungsmethode vertraut gemacht, um alleine ihre unerlösten Konflikte, deren sie sich ja bewusst war, zu behandeln. Damit hatte sie gute Erfolge.

Magen

Der Magen ist wie ein Kessel, in dem sich Emotionen sammeln können. Wenn sich cholerische Gefühle wie Ärger, Hass, Zorn und Frustrationen hier ansammeln, kann sich das in einer Gastritis, in Magengeschwüren oder anderen Magenproblemen äußern. Melancholie und Stress, Grübeln und Kummer können den natürlichen Energiefluss zum Magen verlangsamen und sich in Schmerz, Blähungen oder sogar einer Kolik äußern. Wenn die Emotionen, die sich im Magen „sammeln", keinen Fluchtweg finden, kann es zu chronischen Verdauungsproblemen, Übelkeit und sogar zu Magersucht kommen.
Auf der Gefühlsmandala ist das Hauptgefühl des Magens *„nicht mögen"*. Als Untergefühle gelten:

- Machtlosigkeit
- gebrochener Wille
- überlastet sein
- überfordert sein
- Groll
- Hass
- Lustlosigkeit
- Abneigung
- Besessenheit
- etwas nicht verarbeiten oder verdauen können
- „etwas liegt mir im Magen"

Ein Beispiel aus der Praxis
Karin H., eine 55-jährige Lehrerin, klagte über Verdauungsprobleme, Augenringe, Blähungen, rote Bläschen beim Schwitzen und Gastritis. Die kinesiologische Austestung bestätigte die Milchallergie, die sie vermutete, da sie beim Genuss von Milchprodukten Blähungen bemerkt hatte.

Nach zweiwöchiger Enthaltsamkeit von Kuhmilchprodukten kam sie zur Allergiebehandlung. In der ersten Runde meldete sich der Magen mit dem Hauptgefühl „nicht mögen" und den dazugehörigen Emotionen Machtlosigkeit und Abneigung. Die Konfliktsituation, die diese Gefühle hervorrief, gab es im Alter von 20 Jahren und hatte zu tun mit einer Frau. Frau H. bat zu testen, ob es etwas mit ihrer Schwägerin zu tun hatte. Der Muskeltest bestätigte dies. Dann erzählte sie, dass sie vier Brüder hat und nie wichtig genommen wurde. Als sie 20 war, heiratete einer ihrer Brüder, und ab dann lebte auch dessen Frau im Familienhaus. Karin H. wurde von der Schwägerin als Konkurrentin angesehen – von nun an war nur mehr Unfrieden im Haus, was tägliche Konfliktsituationen hervorbrachte.

Wir entkoppelten die Machtlosigkeit und die Abneigung gegenüber der Schwägerin zu jener Zeit.

In der nächsten Runde meldete sich die Blase mit dem Hauptgefühl „sich schämen" und den dazugehörigen Emotionen „unerfüllte Liebessehnsucht" und Selbstmitleid. Bei der Abfrage nach dem Alter bei diesem Konflikt erfuhren wir, dass er mit 40 stattfand. Frau H. erzählte, dass sie zu dieser Zeit noch immer im Familienverband gelebt hatte und die Mutter, die nach einer schweren Operation bettlägerig war, pflegte und nie Zeit für sich oder eine Beziehung hatte. Sie hätte sich so sehr einen Partner gewünscht, aber alles andere war immer wichtiger.

Bei der Entkoppelung wurde sie sehr traurig und die Emotionen änderten sich von Selbstmitleid bis zum Zorn darüber, dass sie sich immer von der Familie bevormunden hat lassen, alle anderen immer wichtiger waren als sie selbst und sie nie ihr eigenes Wohl in den Vordergrund gestellt hatte. Nun wäre es zu spät, meinte sie.

In der nächsten Runde meldete sich die Schilddrüse mit dem Gefühl des Dünndarms, ebenfalls im Element Feuer, „sich verloren und einsam fühlen" gekoppelt mit „sich verstoßen fühlen", Mangel an Geborgenheit und Unsicherheit, wieder im

Alter von 20. Sie musste eine Weile nachdenken, bis sie sich erinnerte, dass dies die Zeit der großen Umschichtung im Haus war. Die kinesiologische Befragung bestätigte dies. Also erzählte sie: Ihr Bruder und dessen neue Frau beanspruchten nach der Heirat mehr Platz, also musste Frau H. ihr Zimmer aufgeben und in ein kleineres übersiedeln. Sie fühlte sich entwurzelt und ungerecht behandelt, doch die Eltern blieben bei ihrer Entscheidung.

Wir konnten diesen Konflikt von damals gut entkoppeln und arbeiteten noch an dem Glaubenssatz: „Ich darf mir Zeit für mich und das für mich Wesentliche nehmen.“ Als sie das nächste Mal in die Praxis kam, hatten sich alle Symptome gebessert.

Dies ist ein gutes Beispiel dafür, dass es zu einer Konfliktsituation mehrere Gefühle geben kann. Wenn man sich zum Beispiel einsam und verlassen fühlt, weil sich der Partner getrennt hat, so können dazu auch noch Ärger, Ablehnung, Kummer, plötzlicher Schock, Erniedrigung, niederes Selbstwertgefühl etc. kommen. Deshalb ist es immer ratsam, wenn man einen Konflikt entkoppelt, nachzusehen, welche Gefühle dieser Konflikt noch ausgelöst hat, um auch diese gleich zu bearbeiten. Da pro Sitzung meist nur zwei Konflikte an die Oberfläche kommen, ehe das System nicht mehr testbar ist, weil das dem Unterbewusstsein Entlockte verarbeitet werden muss, ist es fein, wenn sich zu einem Thema mehrere Gefühle melden, die man entkoppeln kann.

Milz und Bauchspeicheldrüse

In der Milz wird die „schwarze Galle“ gespeichert. Diesem Organ werden „dunkle“ Gefühle wie Melancholie, Sorgen, Beklemmung, Grübeln, Fanatismus und Depressionen zugeordnet. Diese Emotionen hindern den natürlichen Fluss durch die Verdauungsorgane und äußern sich häufig durch Blähungen. Negative Emotionen wirken oft auf die drei Verdauungsorgane unter dem Rippenbogen – die Leber rechts, die Milz links und den Magen in der Mitte.

Wenn es zu einem Mangel an Milz-Qi kommt, kann es außerdem zu Symptomen wie „niederes Selbstwertgefühl", Müdigkeit, Lethargie und Konzentrationsstörungen kommen. Zu viele intellektuelle Reizüberflutungen können ebenfalls den Fluss des Milz-Qi stören und eine Disharmonie bewirken.

Auf der Gefühlsmandala gehören Milz und Bauchspeicheldrüse zusammen und haben als Hauptgefühl *„niederes Selbstwertgefühl"*. Als Untergefühle gelten:

- Selbstbestrafung
- Abhängigkeit
- überbesorgt sein
- leben durch andere
- nicht gut genug sein
- sich nicht abgrenzen können
- sich abgelehnt fühlen
- sich nicht trennen können

Ein Beispiel aus der Praxis

Die 36-jährige Sachbearbeiterin Silvia R., Mutter von zwei Kindern, litt seit zehn Jahren unter Heuschnupfen und Jucken im Nacken und hatte im Laufe der Jahre schon mehrere Desensibilisierungen hinter sich gebracht, die jedoch immer nur kurz halfen. Sie testete auf Milch und Weizen. Sie beschloss, beide Allergene aus ihrem Speiseplan zu streichen.

Zwei Wochen später berichtete sie, dass das Jucken im Nacken kaum mehr merkbar war. Sie wünschte sich, bei dieser Sitzung die Weizenallergie zu behandeln, da es ihr nichts ausmachen würde, weiterhin die Milchprodukte wegzulassen.

In der Psychokinesiologiesitzung meldeten sich als erste Organe

Milz und Bauchspeicheldrüse, allerdings auch hier wieder mit den Gefühlen des zweiten Organs im Element Erde, dem Magen, mit dem Hauptgefühl „nicht mögen". Dazu kamen die Emotionen Machtlosigkeit und „überlastet und überfordert sein" im Alter von 20 Jahren. Sie erzählte, dass sie in diesem Alter eine Tochter mit einer Lippen-Gaumen-Spalte auf die Welt brachte. Der Geburtshelfer empfahl, sobald wie möglich zu operieren. Jetzt begann der Spießrutenlauf. Ein Facharzt meinte, man solle sofort operieren, ein anderer wieder empfahl, die Operation einige Monate aufzuschieben, und ihre Schwiegereltern zweifelten die Operation am Baby prinzipiell an. Ihr Ehemann wollte an der Entscheidung nicht teilhaben, was dazu führte, dass sie sich sehr alleingelassen fühlte. Letztendlich entschied sie sich für eine schnelle Operation, die dann auch gut verlief. Doch der bittere Geschmack von damals, als Ehemann und Schwiegereltern sie nicht unterstützten, war noch nicht ganz vergangen. Diese Konfliktsituation ließ sich relativ schnell entkoppeln.
In der zweiten Runde meldete sich die Leber mit dem Hauptgefühl Wut. Dazu kamen Ärger, mangelnde Anerkennung und „sich übergangen fühlen" im Alter von zwei Jahren. Frau R. konnte sich an nichts aus dieser Zeit erinnern, also testeten wir weiter, bis die Antwort kam. Der Konflikt hatte etwas mit ihrer Schwester zu tun, die auf die Welt kam, als Frau R. zwei war. Das übliche Thema: „Neues Geschwisterchen kommt auf die Welt, Mama hat nicht mehr so viel Zeit, liebt das neue Baby mehr als mich und ich muss mich anstrengen, dass ich auch so lieb gehabt werde." Als Zweijährige konnte sie schlecht umgehen mit der Tatsache, dass sie nicht mehr der alleinige Augenstern der Eltern war, und fühlte sich schnell ausgegrenzt, obwohl wahrscheinlich von der Perspektive der Mutter dieser Schmerz gar nicht wahrgenommen wurde. Jedenfalls gab es immer noch Stress zwischen den Schwestern und scheinbar herrschte nie eine richtige Harmonie zwischen den beiden. Nachdem das Gefühl der Schwester gegenüber noch immer ein beschwerliches war,

bat ich Frau R., dieses Gefühl für die Entkoppelung hervorzurufen. Während des Entkoppelns fühlte sie den Ärger so stark, dass sie fast hyperventilierte. Aber auch das ging vorbei und am Ende fühlte sie sich sehr befreit, diesen Ärger endlich an- und ausgesprochen zu haben.

Eine Woche später kam Frau R. zur Milchbehandlung. Das Jucken im Nacken war noch immer leicht spürbar, der Heuschnupfen hatte sich diese Woche nicht gemeldet. Außerdem erzählte sie, dass sie einen gemütlichen Nachmittag mit ihrer Schwester verbracht hatte und es keine Animositäten gab.

Bei der Sitzung meldete sich als erstes Organ die Blase mit dem Gefühl der Angst, das dem zweiten Organ im Element Wasser, der Niere, zugeordnet ist. Zur Angst meldeten sich Schuldgefühle und Machtlosigkeit im Alter von 29. Frau R. konnte sich an nichts erinnern, deshalb fragte ich weiter und fand heraus, dass diese Angst mit einer Frau am Arbeitsplatz zu tun hatte. Dazu fiel ihr nun sofort die Schwiegermutter ein. Frau R. arbeitete im Betrieb ihres Mannes, in dem seine Mutter Seniorchefin war und immer etwas fand, womit sie Frau R.s Arbeit kritisieren konnte. Außerdem kränkte sie, dass die Schwiegermutter ihre Kinder ungerecht behandelte, indem sie das Kind, das als Baby die Lippen-Gaumen-Spalte hatte, bevorzugte und sich dem anderen Kind, einem Sohn, kaum widmete. Natürlich war sich der Sohn dieser Benachteiligung bewusst und Frau R. war immer bemüht, auszugleichen. Also eine nie enden wollende Stresssituation innerhalb der Familie. Hier entkoppelten wir wieder die Gefühle einzeln: Angst und Machtlosigkeit, ständig kritisiert zu werden, einerseits und die Schuldgefühle dem benachteiligten Kind gegenüber andererseits.

Möglicherweise ist sich die Schwiegermutter nicht bewusst, dass ihr Verhalten als „unfair“ angesehen wird. Oft ist es ein menschliches Versehen, den „Behinderten“ mehr Aufmerksamkeit zu geben als den „Normalen“, weil der eine ja „arm“ ist und der andere nicht. Dies kommt häufig vor in Familien, in denen ein immer wieder krankes oder auch behindertes Kind lebt, das mehr Aufmerksamkeit braucht als ein gesundes. Das körperlich benachteiligte Kind hat weniger Konflikte als das gesunde, das sich oft zurückgesetzt und ungeliebt fühlt und damit oft sogar das „ärmere“ ist.

In der zweiten Runde meldete sich die Blase mit dem Hauptgefühl „sich schämen“ und den dazugehörigen Gefühlen „unerfüllte Liebessehnsucht“ und „sich verletzt fühlen“. Das Alter, in dem dieser Konflikt ein Thema war, war 30, und das Thema hatte zu tun mit einem Mann. Frau R. wusste schnell die Antwort. Es ging um ihren eigenen Mann. Aufgrund der jahrelangen Erniedrigungen, die Frau R. durch seine Mutter spüren musste, von ihm aber keine Unterstützung erhielt, begann sie, ihre Liebe zu ihm infrage zu stellen, suchte nach einem Abenteuer, was für die ausnehmend hübsche Frau leicht war, und fand es. Aber das Verhältnis war nur von kurzer Dauer, weil sie von Schuldgefühlen geplagt wurde. Schließlich erzählte sie ihrem Mann davon und drohte ihn zu verlassen, wenn sich die Situation nicht ändern würde – das heißt wenn er es weiterhin zulassen würde, dass seine Mutter eine derart dominierende Rolle innehat. Und siehe da, diese Konfliktsituation zwischen den Ehepartnern trug Früchte. Frau R.s Mann beschloss endlich einen Standpunkt einzunehmen und mit seiner Frau an einem Strang zu ziehen und seither leben sie in einer harmonischen Beziehung.

Der unerlöste seelische Konflikt, der nun entkoppelt werden musste, war die mit Schuldgefühlen belastete Situation, als Frau R. ein heimliches Verhältnis hatte. Ein gutes Beispiel dafür, dass obwohl Ende gut, nicht alles gut ist. Denn das Unterbewusstsein vergisst nichts. Gut verdrängt oder unter den Teppich gekehrt, ist keine Dauerlösung, wie wir tagtäglich erleben können.

Leber und Galle

Die Leber produziert eine grün-gelbe Flüssigkeit, die in der Galle gespeichert wird und deshalb Gallenflüssigkeit genannt wird. Negative, cholerische Gefühle wie Groll, Frust, Zorn, Reizbarkeit, Wut, Eifersucht oder Neid werden Leber und Galle zugeordnet. Ärger beeinflusst die Leber, was dazu führen kann, dass die Leberenergie stagniert und zu Kopf steigen kann. Symptome wie Kopfschmerz, Benommenheit, rot unterlaufene Augen, Nacken- und Schultermuskelschmerzen und andere mehr führen die Chinesen auf einen Stillstand des Leber-Qi zurück. Alle positiven Emotionen können das Leber-Qi befreien und einen reibungslosen Ablauf ihrer Aufgaben ermöglichen.
Auf der Gefühlsmandala ist das Hauptgefühl für die Leber *Wut*. Als Untergefühle gelten:

- Ärger
- Unzufriedenheit
- Handlungsunfähigkeit
- mangelnde Anerkennung
- übergangen werden
- Nörgeln
- Unnachgiebigkeit
- Selbsthass
- Verzweiflung

Die Galle hat als Hauptgefühl *Ablehnung*. Als Untergefühle werden folgende angesehen:

- Verbitterung
- verurteilen anderer
- Selbstmitleid
- zweitrangig sein
- nachtragend sein
- unfähig sein, sich zu entscheiden
- unfähig sein, für sich selbst einzustehen
- Opferhaltung
- manipulieren
- falscher Stolz

Ein Beispiel aus der Praxis

Erika G., 70 Jahre alt, litt seit Jahrzehnten an roten Flecken im Gesicht und auf den Armen, die kamen und gingen ohne sichtbaren Grund. Manchmal waren sie mit Juckreiz verbunden, aber nicht immer. Sie hatte keine klassischen Neurodermitissymptome, sondern tatsächlich einfach „Flecken".

Bei der Allergietestung kamen wir auf Milch. Sie wurde gebeten, Kuhmilchprodukte für zwei Wochen aus ihrem Speiseplan zu verbannen. Von allen Hauptallergenen ist Kuhmilch als einfachste wegzulassen, da sie leicht ersetzbar ist. Nachdem in den meisten Fällen Milchallergiker nur auf Kuhmilchprodukte reagieren, bleiben Käse und Joghurt vom Schaf und von der Ziege, Milch, Eis und Schokolade aus Soja, und nur bei Fertigprodukten muss man darauf achten, dass kein Milchpulver enthalten ist.

Zwei Wochen später kam Frau G. zur Allergiebehandlung. Als Erstes meldete sich die Leber- und Gallengegend mit dem Hauptgefühl der Ablehnung, also dem Gefühl der Galle. Außerdem kamen die Gefühle „sich zweitrangig fühlen“, „unfähig sein, sich zu entscheiden“ und Opferhaltung. Als Alter, in dem dieser Konflikt gespeichert wurde, ergab der Test 28. Ihre erste Reaktion war: „Da habe ich meinen Mann kennengelernt.“ Darauf testete ich, ob es der Mann war, der damals den Stress verursachte, und die Antwort war positiv.

Ein kurzer Exkurs zum Thema „Stress“. Wenn ein Test ergibt, dass eine bestimmte Person als „stressvoll“ angesehen werden kann, muss das keineswegs heißen, dass dieser Mensch (im Fall Frau G.s der Mann) bewusst Stress ausübte. Es kann auch bedeuten, dass die Testperson Stress mit einem Thema hatte, das mit dieser anderen Person zu tun hat. Beispielsweise kann es sein, dass eine Frau Stress empfindet, weil der Mann eine Ex-Frau hat, dieser Mann oder die Ex-Frau jedoch keinen aktiven Stress ausüben, sondern dieser Stress ein rein subjektiver ist.

Also. Zurück zu Frau G. Sie konnte sich nicht sofort erinnern, warum das Thema „Stress“ damals aktuell gewesen sein sollte, weil sie den Mann „damals“ ja sehr mochte. Bei genauerer Nachfrage stellte sich allerdings heraus, dass der Stress zwar in zweiter Linie mit ihrem Mann zu tun hatte, in erster Linie aber mit den Eltern, die die voreheliche Schwangerschaft verurteilten. Auch das Thema „Abtreibung“ war kurz in Erwägung gezogen worden und ihr Geliebter war noch gar nicht in Heiratslaune, weil er gerade seine Karriere gestartet hatte. Immerhin, genügend Grund für eine Ansammlung von inneren seelischen Konflikten, die die Klientin mit sich selbst auszutragen versuchte.
Während der Entkoppelung flossen viele Tränen. Sie war sich nicht bewusst gewesen, dass diese „alten Sachen“ noch Thema waren.
In der zweiten Runde meldete sich der Dünndarm mit dem Hauptgefühl „sich verloren und einsam fühlen“ und den dazugehörigen Gefühlen „sich vernachlässigt fühlen“, Mangel an

Geborgenheit und Liebesentzug. Als Alter für diese Konfliktsituation ergab sich 38. Sie wusste sofort, welches Thema hochkam. Wiederum ihr Mann, in dessen Beruf auch Frauen involviert waren. Zu jener Zeit war er immer wieder mit seinen Kolleginnen unterwegs, ließ Frau G. mit der Tochter alleine zu Hause und gab ihr zu verstehen, dass er sie nicht mehr begehrte. Natürlich fühlte sie sich gedemütigt und ungeliebt. Nun erinnerte sie sich auch, dass sich während dieser Zeit die Flecken bemerkbar machten.

In der nächsten Runde meldete sich die Niere, jedoch mit dem Gefühl des Nachbarorgans, der Blase – „sich schämen". Dazu kamen „unerfüllte Liebessehnsucht", „sich verletzt fühlen", Selbstmitleid und „beleidigt sein", und zwar im Alter von 45. Auf die Frage, ob diese Gefühle etwas mit einem Mann zu tun hatten, kam eine klare Reaktion. Ich war allerdings erstaunt, dass die Frage, ob dieser Konflikt etwas mit ihrem eigenen Mann zu tun hätte, keine Reaktion brachte. Sie war etwas verlegen, erzählte dann aber trotzdem, dass sie zu jener Zeit ein Verhältnis mit einem Mann hatte, der sie aber verließ. Sie genierte sich fürchterlich dafür und erzählte niemandem etwas davon.

Nach der Entkoppelung arbeiteten wir mit den Glaubenssätzen „Ich bin gut genug, so wie ich bin" und „Ich bin begehrenswert und schön genug, so wie ich bin".

Niere

Der Niere werden die Emotionen Angst, Schreck und Machtsucht zugeordnet. Angst ist eine ganz natürliche, animalische Gefühlsregung. Dass man aber in einer extremen Schreck- oder Angstsituation die Kontrolle über die Blase verlieren kann, ist altbekannt. Wenn jedoch diese Gefühle chronisch werden, dann kann es zu einer Disharmonie zwischen Niere und Blase kommen und sich beispielsweise in Inkontinenz oder Einnässen bei Kindern äußern.
Auf der Gefühlsmandala ist das Hauptgefühl der Niere *Angst*. Zu den Untergefühlen werden folgende gezählt:

- Schuldgefühle
- Machtlosigkeit
- Demoralisierung
- Egoismus
- Enttäuschung
- brutal und ohne Mitleid sein
- Erschrockenheit
- Betroffenheit („es geht mir an die Nieren")

Ein Beispiel aus der Praxis
Die 53-jährige Verlagsangestellte Martina L. entwickelte vor 20 Jahren eine Katzenallergie, der sie, indem sie Katzen mied, gut aus dem Weg gehen konnte. Vor zwei Jahren allerdings hatte sich allergisches Asthma dazugesellt, das sie nur mit starken Medikamenten unter Kontrolle halten konnte. Eine Brustkrebsoperation vor zehn Jahren hatte sie gut überstanden – sie galt als geheilt.
Die kinesiologische Testung ergab eine Milchallergie und sie stimmte einer zweiwöchigen Kuhmilchkarenz zu.

Bei der Allergiebehandlung meldete sich als erstes Organ die Niere mit dem Hauptgefühl Angst. Als mitwirkende Gefühle meldeten sich Egoismus und Enttäuschung im Alter von 47. Sofort fiel ihr der Tod ihrer Mutter ein, doch zu den Emotionen Enttäuschung und Egoismus konnte sie keinen Zusammenhang finden. Also testeten wir weiter, bis wir wussten, dass die Konflikte etwas mit ihren Schwestern zu tun hatten. Jetzt war alles klar. Frau L. war von ihren Geschwistern die einzige kinderlose, daher war es auch sie gewesen, die immer herhalten musste – oder sich sogar freiwillig meldete –, wenn es im Haushalt ihrer Eltern Dinge zu tun gab, welche die Eltern nicht alleine erledigen konnten, wie das Organisieren von Installationsgebrechen, Reparaturarbeiten, die anfielen, bis hin zur Hilfestellung bei der langen Krankheit ihrer Mutter. Nach deren Tod wurde wieder von allen erwartet, dass Frau L. die Begräbnisangelegenheiten erledigte und sich um den Nachlass, wie Kleidung etc., und die Betreuung des Vaters kümmerte. Der Vater hatte beschlossen, in ein Pensionistenheim zu gehen, und da Frau L. ja keine Kinder hatte, um die sie sich hätte kümmern müssen, klopfte auch er bei ihr an. Sie nahm, wie üblich, alles in die Hand. Außerdem erzählte sie, dass sie auch immer für alle Freundinnen „da" ist, sich aber manchmal überfordert fühlt.
Wir konnten diese Konflikte erfolgreich entkoppeln. Zusätzlich zur Angst vor dem damals bevorstehenden Tod der Mutter und der Enttäuschung, dass sie wieder einmal von ihren Geschwistern ausgenutzt wurde, gesellte sich Zorn. Während der Behandlung konnte sie sogar Tränen des Zorns hervorbringen.
Hier waren die befreienden Glaubenssätze „Ich bin liebenswert, so wie ich bin, ohne mich ausnutzen zu lassen" und „Es ist in Ordnung, ‚Nein' zu sagen" passend für sie.
Als zweites Organ meldete sich die Schilddrüse, allerdings mit den Gefühlen eines Nachbarorgans aus dem Element Feuer, dem emotionellen Herzen. Es ging um einen plötzlichen Schock, gekoppelt mit gebrochenem Vertrauen, enttäuschter Liebe und

Traurigkeit im Alter von 35. Dieser Konflikt hatte etwas mit einem Mann und einer Frau zu tun.
Die Klientin bat, zwei Namen nennen zu dürfen. Beide testeten „positiv". Dann erzählte sie, dass ihre damalige Kollegin und Freundin ein Verhältnis mit dem Verlagschef begonnen hatte und sie mobbte, weil sie Frau L.s guten Job als Lektorin wollte, sich der Verlag aber nur eine Lektorin leisten konnte. Sie hatte längere Zeit nicht den Mut, die Freundin damit zu konfrontieren, weil die anfänglichen Verdachtsmomente „nur" Vermutungen waren. Als sie aber schließlich die Kündigung erhielt, packte sie ihre Sachen und ging ohne Konfrontation. „Ich wollte nichts mehr mit ihnen zu tun haben. Es war einfach zu kränkend." Also trug sie diese Kränkung mit sich, und wie sich herausstellte, war es immer noch ein Thema. Sie hatte nie wieder mit der „Freundin" gesprochen, obwohl diese viele Male versucht hatte, sich zu entschuldigen. Frau L. trug der ehemaligen Freundin diese Kränkung immer noch nach.
Nach Entkoppelung dieses Konflikts malte ich der Klientin das Gedankenbild der von einer schweren Last gebeugten Frau L., die weit hinter der aufrecht und strammen Schrittes schreitenden Ex-Freundin daherschlurfte, die keine Ahnung hatte vom noch immer währenden Leid der anderen, denn sie hatte sich ja ohnehin entschuldigen wollen. Im selben Gedankenbild bat ich Frau L., die Päckchen „gebrochenes Vertrauen", „enttäuschte Liebe" und „Traurigkeit" eines nach dem anderen einfach fallen zu lassen und mitzuspüren, wie sie immer aufrechter und aufrechter gehen konnte. Es funktionierte. Dann kamen noch die Glaubenssätze „Es ist in Ordnung, meine Meinung zu sagen" und „Ich bin liebenswert, auch wenn ich meine Meinung sage und meine Kränkung ausspreche" hinzu.
Nach vier Wochen kam die Klientin zu einer weiteren Sitzung. Die Beschwerden haben sich allesamt gebessert und sie kam nun gut mit kortisonfreien Antihistaminika zurecht.
In der ersten Runde meldete sich der Dickdarm mit dem Gefühl

des zweiten Organs im Element Metall, der Lunge. Das Hauptgefühl der Lunge ist „chronischer Kummer". Zusätzlich zum chronischen Kummer testete die Klientin positiv auf „sich isoliert fühlen", Verzweiflung und nicht bewältigte Trennung im Alter von 20 Jahren. Es stellte sich bei der Befragung heraus, dass sie von ihrem Freund verlassen wurde, ohne dass er einen Grund dafür angab. Er rief einfach nicht mehr an und sie verbrachte viele Stunden neben dem Telefon, zu sehr gedemütigt und zu schüchtern, um selbst bei ihm anzurufen. Insgeheim hoffte sie anfangs, es wäre ihm etwas zugestoßen, weil er sich nicht meldete. Dann aber erfuhr sie von Freunden, dass er mit einem anderen Mädchen unterwegs war.

Während der Entkoppelung des Kummers meldete sich eine heftige Wut. Ich bat sie, alles zu verbalisieren, was ihr in den Sinn kam. Alles, was sie ihm nie gesagt hatte. Sie erlaubte sich heftige verbale Anschuldigungen, was bei der Entkoppelung sehr hilfreich war.

Ich erinnerte sie an ihr „Muster", still zu leiden und ihren Kummer für sich zu behalten. Nach einer weiteren Befragung ihres Systems fanden wir heraus, dass ihr als Kleinkind öfter gesagt wurde, sie solle sich nicht immer beschweren. Der negative Glaubenssatz „Wenn ich mich beschwere, werde ich nicht geliebt" hat sich also so sehr in ihr Unterbewusstsein eingegraben, dass er sie immer noch blockierte. Dann erzählte sie, dass sie und ihr jetziger Freund zwar Lebensgefährten sind, aber keine gemeinsame Wohnung teilen. Sie wohnten teilweise in ihrer, teilweise in der Wohnung des Freundes. Und wenn sie in seiner waren, musste sie sich „unterwerfen" und alles so tun, wie er es wünschte. Sie durfte kein Möbelstück verrücken, in den Küchenregalen nichts umstellen und hatte für ihre Sachen nur ein kleines Fach im Schrank. „Wenn ich mich beschwere, wird er grantig." Also übte ich mit ihr eine Methode, Glaubenssätze selbst zu bearbeiten. Diese Methode wird im Schritt 4: „Umprogrammieren einschränkender Glaubenssätze" genau beschrieben.

Dünndarm

„Der Tod liegt im Darm", lehrte schon Hippokrates. Auf der Gefühlsmandala befinden sich im Darm auch sehr schwerwiegende Gefühle. Psychosomatische Symptome, die ihren Ursprung in Leber, Galle, Milz, Magen oder Blase haben, werden oft über den Dünndarm ausgedrückt. Oft haben die auslösenden Gefühle mit Einsamkeit oder Melancholie zu tun. Zum Beispiel können sich die Gefühle „sich alleingelassen und/oder ausgestoßen fühlen" sowohl in Zorn als auch in Angst äußern, machen sich aber vielleicht nicht über die Leber oder Niere bemerkbar, sondern im Dünndarm, weil Zorn oder Angst die Folge von anderen Gefühlen sind.
Auf der Gefühlsmandala ist das Hauptgefühl *„sich verloren und einsam fühlen"*. Als Untergefühle sind folgende bekannt:

- sich verlassen fühlen
- sich verstoßen fühlen
- sich vernachlässigt fühlen
- Mangel an Geborgenheit
- Mangel an Nähe
- Mangel an mütterlicher Wärme
- Mangel an Kontakt
- Unsicherheit
- Liebesentzug
- dunkles Geheimnis

Ein Beispiel aus der Praxis
Robert B., ein pensionierter Deutschprofessor, bemerkte vor ca. fünf Monaten einen Ausschlag auf der Innenseite seiner Schenkel. Anfangs dachte er, die Haut wäre von einer neuen Hose irritiert worden. Das dachten auch die verschiedenen Ärzte, die er auf dieses Phänomen hin konsultiert hatte. Aber egal welche Salbe er strich – auch Antibiotika wurden versucht –, die kleinen, juckenden Pusteln blieben hartnäckig.
Ich testete ihn positiv auf Milch- und Weizenallergie und war erstaunt, dass er – zum Glück für ihn – mit keinen anderen allergischen Symptomen aufwarten konnte. Er wollte zuerst die Weizenallergie behandeln lassen, deshalb gab ich ihm die Liste mit zu meidenden Weizenprodukten und vereinbarte einen Termin zwei Wochen später.
Bei der Sitzung meldete sich als erstes Gefühl die Lunge mit dem Gefühl des Nachbarorgans im Metallelement, dem Dickdarm. Der Dickdarm steht für „dogmatisches Denken", ein Begriff, der vielen Klienten erst erklärt werden muss, obwohl die wenigsten zugeben wollen, dass sie nicht genau wissen, worum es hier geht. Erst wenn ich direkt danach frage, sind sie froh, eine Erklärung zu bekommen. Ein Dogma ist dasselbe wie ein Credo, ein fest verankerter Glaube. Dogmatisches Denken lässt wenig Freiheit für Andersdenkende. Es ist meine Erfahrung, dass nicht immer, wenn sich dieses Gefühl meldet, die Testperson einen Konflikt wegen eigenem dogmatischem Denken gehabt hat. Es kommt vielmehr immer wieder vor, dass der Klient unter einer dogmatisch denkenden Person leiden musste.
Als zusätzliche Gefühle zum dogmatischen Denken kamen „nicht loslassen können" und „besitzergreifend sein" im Alter von 24 und 25 Jahren hinzu. Sofort fiel ihm eine alte Liebe mit dem Namen Elisabeth ein. Wir testeten, ob Elisabeth seinem System Stress verursachte, und bekamen eine positive Antwort. Er war nicht überzeugt. Das sei doch schon längst erledigt und hat auch gar nicht wirklich etwas bedeutet, meinte er.

Ich testete den Namen noch einmal, und dieses Mal war er überzeugt, dass ich richtig gelegen hatte. Während der Entkoppelung wurde er plötzlich sehr traurig. Der Entkoppelungsvorgang dauert bei jedem Durchgang 33 Sekunden, und wenn der Konflikt noch präsent ist, wird weiter entkoppelt. Nach den ersten 33 Sekunden konnte er sich gut an die Geschichte mit Elisabeth erinnern. Er war sehr verliebt in sie, doch sie war mit seinem besten Freund zusammen. Deshalb konnte er ihr seine Liebe nie kundtun. Sie war unerreichbar für ihn gewesen. Unerreichbar als Geliebte. Aber da er regen Kontakt zu seinem Freund hielt und Elisabeth fast immer dabei war, wenn die Runde sich traf, konnte er auch nicht von ihr loskommen. Erst als er selber eine Freundin hatte, wurde die innerliche Trennung möglich. Bald verlobte er sich, während sich Elisabeth und sein Freund trennten. Obwohl er immer noch große Liebe für Elisabeth empfand und sie nun frei für ihn gewesen wäre, war nun er es nicht mehr. Und da er nun mal eine Entscheidung getroffen hatte, blieb er auch dabei. „So bin ich", meinte er. „Auf mich ist Verlass."

Schon, aber die lange Konfliktsituation hatte ihn endlich eingeholt. Schließlich konnten wir aber diese Trauer entkoppeln.

Bei der zweiten Runde meldete sich die Leber mit dem Hauptgefühl Wut im Alter von 18. Die dazugehörigen Gefühle waren Ärger, Unzufriedenheit, Handlungsunfähigkeit und Selbsthass. Starke Gefühle! Er konnte sich an nichts erinnern, was diese Gefühle ausgelöst hätte. Also testeten wir weiter. Nun stellte sich heraus, diese Gefühle hatten etwas mit dem Vater zu tun und einer Ausbildung. Dann erinnerte er sich und war erstaunt, dass „so alte Sachen" hochkamen. „Da habe ich ja später noch viel Schlimmeres erlebt", meinte er. Es ist immer das Unterbewusstsein, das entscheidet, was es loswerden möchte. Nun wollte es diesen Konflikt aus seinem 19. Lebensjahr loswerden.

Robert B. wollte niemals Lehrer, und schon gar nicht Professor werden. Er hatte eine gute Hand mit dem Malpinsel und der Gitarre, spielte mit seiner Band immer wieder in kleinen Loka-

len und verschenkte zu Weihnachten und Geburtstagen selbstgemalte Bilder. Sein Traum war ein Kunst- oder Musikstudium. Aber da spielte sein Vater nicht mit. Entweder ein „ordentliches" Studium oder er würde die Studienzeit, in der bekanntlich die Lebenskosten in einer Universitätsstadt das Ausschlaggebende sind, nicht finanzieren. Damals waren Studentenjobs eine Rarität und auch Wohngemeinschaften noch nicht so üblich wie heute, also beugte er sich irgendwann dem Willen des Vaters und studierte Germanistik. Zu malen hat er seit seiner Pensionierung wieder begonnen, verschenkt nun zu Weihnachten und zu Geburtstagen erneut eigene Bilder und zwei Abende in der Woche macht er mit Kumpeln Musik. Also „back to the roots" und ohnehin alles in Ordnung, meinte er.
Dennoch hatte er die Pusteln auf den Schenkeln, zwei ausgetestete Allergien und alte, schmerzvolle Konfliktsituationen. Ich versicherte ihm, dass er die Allergie nicht wegen dieser beiden Geschichten, die wir entkoppelt hatten, entwickelte, sondern dass sicherlich noch Tausende „geschluckte" Kränkungen, Ärgernisse, Erniedrigungen, Ängste, Sehnsüchte etc. im Verborgenen schlummern. „Ein Schlucker" wäre er schon, gab er zu. „Was glauben Sie, was man auf einer Uni so alles durchmacht. Mit den Studenten, den Kollegen, dem Staat …"
Also verabschiedeten wir uns bis zum nächsten Termin, um die Milchallergie zu behandeln. Ich hatte nämlich den Verdacht, dass es die Milch war, die seine Hautprobleme verursachte.
Zwei Wochen später kam der Professor zur Milchallergiebehandlung. An seiner Haut hatte er keine Besserung feststellen können, aber es war ihm, und besonders seiner Frau, aufgefallen, dass sein Bauch nicht mehr gebläht war und er auch nicht mehr so müde war wie früher. Männer sind tatsächlich anders als Frauen. Überhaupt im Leben, und das ist auch gut so. Aber der deutliche Unterschied, den ich immer wieder in der Praxis erfahre, ist, dass Männer „Helden" sind, was dann die berühmte Suche nach der Nadel im Heuhaufen nach sich zieht. Sie sind

zurückhaltend mit ihren Beschwerderegistern und berichten meistens nur über wirklich lästige Leiden. Über Blähungen, Durchfall oder Verstopfung sprechen die meistens erst, wenn spezifisch danach gefragt wird. Oft kommt ein Mann erst zu mir, wenn er entweder von seiner Frau geschickt wird oder von der TCM-Ärztin und Schmerztherapeutin, in deren Praxis ich hin und wieder arbeite.

Bei der ersten Runde meldete sich nun der Dickdarm mit dem Hauptgefühl „dogmatisches Denken“. Das hatten wir schon bei der ersten Sitzung. Dieses Mal bestätigten sich die Gefühle „perfektionistisch, überkritisch, besitzergreifend sein“ im Alter von 13. Der Armlängentest ergab, dass sein Leidensdruck durch jemand anderen ausgelöst wurde.

Er erzählte, dass er mit 13 im Internat war. Seine Eltern, die auf dem Land wohnten, wollten ihm eine gute Schulbildung ermöglichen und schickten ihn in ein Internat in Wien. Dort wurde militärischer Gehorsam verlangt. Die Zöglinge durften nur drei Mal pro Jahr nach Hause, es gab uneinsichtige Regeln und keinerlei Privatsphäre. Außerdem hatte er Heimweh, das aber von seinem Vater als „kindisch und weibisch“ abgetan wurde. Die Gefühle, die er in Erinnerung an diese Zeit im Internat aktivieren konnte, waren zuerst Trauer und „sich alleingelassen fühlen“. Später kam noch Wut dazu. Eine Wut auf sich selbst, dass er sich so oft im Leben manipulieren hat lassen und nicht für das, was er wollte, eingestanden ist.

In der zweiten Runde meldete sich das Herz mit dem Hauptgefühl Erniedrigung, das zur Schilddrüse gehört, ebenfalls im Element Feuer. Zur Erniedrigung kamen die Gefühle „nie ich“ und „kein Recht auf Selbstausdruck und Erfolg haben“ hinzu. Dieses Mal manifestierte sich der unerlöste seelische Konflikt im Alter von 22 Jahren. Dazu fiel ihm nichts ein. Bei einer weiteren Befragung stellte sich heraus, dass die Erniedrigung von damals etwas mit einer Frau zu tun hatte, konnten aber seine Mutter und die Schwestern ausschließen. Er dachte nach und war sich dann sicher, dass er zu dieser Zeit keine Freundin hatte, also testeten wir weiter. Danach hatten wir folgende Anhaltspunkte: Im Alter von 22 fühlte er sich erniedrigt, hatte das Gefühl, dass er nie auf seine Rechnung kam und nicht wertgeschätzt wurde, und dass die spezielle Konfliktsituation, die wir suchten, etwas mit einer Frau zu tun hatte, und zwar mit einer älteren Frau. Jetzt wurde die Situation klarer. Er erwähnte eine Professorin, die ihm das Leben auf der Uni schwer machte. Er konnte sich an ihren Namen erinnern, und tatsächlich hatten wir jetzt das richtige Thema. Dieses Thema ließ sich gut entkoppeln, da er das Gefühl, kein Recht auf Selbstausdruck und Erfolg zu haben, schon viele Jahrzehnte mit sich herumschleppte.

Als die Glaubenssätze „Ich bin es wert, anerkannt zu werden" und „Ich achte mich so, wie ich bin" testeten, wurde klar, dass es ihm an eigener Wertschätzung fehlte. Mit beiden Sätzen hatte sein Unterbewusstsein Stress, also bearbeiteten wir diese Glaubenssätze, bis sein Bewusstsein und Unterbewusstsein einer Meinung waren, nämlich dass sein System mit dem, was er sagt – „Ich bin wert, anerkannt zu werden und achte mich so, wie ich bin" –, im Einklang ist.

Zwei Wochen später rief er an, um zu berichten, dass sich die Pusteln auf den Oberschenkeln fast vollkommen verabschiedet hatten.

Dickdarm

Der Dickdarm ist sehr anfällig für ärgerliche oder melancholische Gefühle, Stress und Kummer, besonders wenn diese Gefühle chronisch oder schon tief eingekerbt sind. Unsicherheit und Verlustängste wirken sich ebenfalls negativ auf den Dickdarm aus und können sich als Verstopfung oder Durchfall, in entzündlichen Prozessen und sogar ernsten, degenerativen Krankheiten äußern.

Auf der Gefühlsmandala ist das Hauptgefühl für den Dickdarm *„dogmatisches Denken"*. Als Untergefühle können folgende involviert sein:

- perfektionistisch sein
- überkritisch sein
- kontrollierend sein
- zwanghaft sein
- pedantisch sein
- zynisch sein
- geizig sein
- nicht loslassen können
- besitzergreifend sein

Ein Beispiel aus der Praxis

Die 36-jährige attraktive Kindergärtnerin Ulrike N. kam in die Praxis, weil sie gehört hatte, dass man mit der Psychokinesiologie auch alte Muster lösen kann. Sie hatte immer wieder Partnerprobleme in Verbindung mit Sexualität. Eigentlich interessierte sie sich überhaupt nicht für Sex, hatte aber eine große Sehnsucht nach einer Beziehung. Jedoch immer, wenn sie einen neuen Mann kennengelernt hatte und sie intim wurden, konnte sie seine Nähe nicht mehr ertragen. Es war für sie ein deprimierender Teufelskreis.

Im Laufe des Gesprächs erzählte sie auch, dass sie seit mehreren Monaten an schrecklichen Bauchkrämpfen litt, so als wäre ein „böser Kobold" in ihren Eingeweiden. Diese Aussage war ausschlaggebend, dass wir die Hauptallergene testeten, und Gluten war ihr Thema. Sie kannte sich gut aus mit Gluten, da sie im Kindergarten immer wieder mit Kindern zu tun hatte, die an Zöliakie litten und strenge Diäten einhalten mussten. (Ich wünsche mir so sehr, dass die Eltern dieser Kinder und auch deren behandelnde Ärzte in Erwägung ziehen, dass so manch diagnostizierte Zöliakie möglicherweise eine Glutenallergie ist und deshalb behandelbar wäre. Die kinesiologische Austestung und psychokinesiologische Allergiebehandlung ist schmerzlos und nebenwirkungsfrei und somit einen Versuch wert.)

Als Ulrike N. zwei Wochen später zur Sitzung kam, meldete sich als erstes Organ der Magen mit dem Hauptgefühl „nicht mögen". Als Untergefühle testeten wir Machtlosigkeit, gebrochener Wille, Groll, Hass und Abneigung im Alter von vier, fünf, und sechs Jahren. Diese Gefühle hatten etwas zu tun mit einem Mann. Sofort brach sie in Tränen aus und sagte, ihr Vater, ein Alkoholiker und psychisch kranker Mann, habe sie während der gesamten Kindheit missbraucht. Dieses Thema habe sie aber schon in vielen Therapiesitzungen behandelt.

Trotzdem! Es war vielleicht behandelt, aber nicht erledigt. Ich fragte, welches von den Gefühlen, die gerade getestet wurden, am stärksten spürbar war. Es war der Hass. Hass auf den Vater. Ich bat sie, den Hass von damals so gut wie möglich hochkommen zu lassen, und dann geschah etwas, was ich persönlich noch nie erlebt hatte. Als sie das Gefühl zuließ, begann sie laut zu stöhnen und ihr Leib begann sich zu winden und zu krampfen, wie ich es nur aus Exorzismusfilmen kannte. Sie war zwar ganz bei sich und ansprechbar, aber als die Krämpfe nicht nachließen, bat ich die Ärztin im Nebenzimmer um Beistand während der restlichen Behandlung. Ich versuchte diesen unglaublich tief sitzenden Hass mittels Farbbrillen und Augenbewegungen zu entkoppeln, und nach ein paar Minuten beruhigte sich die Klientin. Nach diesem Erlebnis berichtete sie, dass sie diese „Koliken", wie sie es nannte, oft hatte.

Nach der Sitzung war sie so erleichtert, dass sie gleich mehrere Termine vereinbarte. Bei ungefähr drei weiteren Sitzungen hatte sie diese „Konvulsionen" während der Entkoppelung noch, danach waren sie jedoch verschwunden. Auch der Gluten testete nicht mehr. Ihre Beziehungsprobleme hatten sich in dieser kurzen Zeit nicht geändert, jedoch war sie eifrig und behandelte sich selbst mittels der Klopfmethode (Mentalfeldtherapie), die von Callahan und Klinghardt entwickelt wurde.

Auf Ulrike N.s Empfehlung kam auch ihre Schwester Susanne L., eine ebenfalls sehr hübsche Frau, 34 Jahre alt, die als Stylistin arbeitete. Sie war damals Mutter einer 14-jährigen Tochter und lebte in einer funktionierenden Beziehung.

Sie erzählte, dass sie eigentlich keine schwerwiegenden körperlichen Symptome außer Verdauungsproblemen habe, die sie schon „ewig" lange quälten und mit denen sie sich schließlich abgefunden hatte und ihre Essgewohnheit danach richtete. Auch sie war während der Kindheit von ihrem Vater missbraucht worden. Ihre Mutter beschrieb sie als schwache, schwer überforderte Frau, die nicht wahrhaben wollte, dass ihre Töchter missbraucht wurden. Genauso wie bei Ulrike begann der Missbrauch schon in sehr frühem Alter und dauerte einige Jahre lang. Interessanterweise, obwohl beide Schwestern dieselben bemitleidenswerten Erlebnisse durchmachen mussten, stellten sich verschiedene Auswirkungen ein.

Ich hatte den Verdacht, dass die Verdauungsprobleme sehr wohl etwas mit dieser erschütternden Kindheit zu tun hatten, und ertestete tatsächlich Milch- und Weizenallergie. Die Klientin behauptete, dass sie Milch so und so nicht vertrug und schon seit Jahren auf Sojaprodukte umgestiegen war. Allerdings schmeckten ihr Joghurt, Parmesan und Schokolade.

Nach zwei Wochen Weizenkarenz begannen wir mit der Allergiebehandlung. In der ersten Runde meldete sich der Dünndarm, jedoch mit dem Hauptgefühl Freudlosigkeit, dem Hauptgefühl des physischen Herzens. Diese Freudlosigkeit war gekoppelt mit „sich ausgenutzt und eingeengt fühlen" und Selbstschutz im Alter von fünf Jahren. Susanne war sich sicher, es hatte etwas mit dem Vater zu tun. Jedoch, zu unser beider Überraschung war es nicht der Vater, der ausgetestet wurde, sondern die Mutter. „Klar", meinte sie. „Meine Mutter hat mich ausgenutzt."

Sie erzählte, ihre Mutter, die im heimischen Betrieb Schwerstarbeit leisten musste und nebenbei drei Kinder im Alleingang großzog, weil der Vater durch seine Sucht und seine Krankheit nicht in der Lage war, die Familie zu erhalten, war immer erschöpft und ausgelaugt. „Sie hat mich einfach benutzt. Sie war froh, dass der Vater zu uns gekommen ist und nicht zu ihr."

Ich bat sie, sich in ihre Kindheit zurückzuversetzen und sich die Situation in Erinnerung zu rufen, in der sie sich in der geschilderten Situation ausgenutzt fühlte. Vorerst gelang ihr das nicht. Was nun stark an die Oberfläche kam, war Wut. Wut auf die Mutter. Diese Wut ließ sich nach mehreren Versuchen gut entkoppeln. Erst nach der Wut konnte sie sich auf das „Ausgenutzt Sein" konzentrieren, woraufhin wir auch dieses Gefühl entkoppeln konnten.

Als nächsten Schritt testete ich kein Organ, sondern ging gleich auf die Frage über: „Gab es dieses Gefühl des Ausgenutzt-Seins auch zu anderen Zeitpunkten im Leben?" Es kamen noch viele Situationen an die Oberfläche, nicht nur mit der Mutter, sondern auch mit Arbeitskollegen oder -kolleginnen zu verschiedenen Zeiten ihres Lebens.

In der nächsten Runde meldete sich der Magen mit dem Hauptgefühl „nicht mögen". Zu diesem Hauptgefühl meldeten sich Machtlosigkeit, Groll, Hass und „etwas nicht verarbeiten können". Der Konflikt, der mit diesen Gefühlen verbunden war, meldete sich als Thema im Alter von vier Jahren und hatte wieder etwas zu tun mit einer weiblichen Person. Dieses Mal mit ihrer Schwester.

Frau L. erzählte, sie könne sich nicht erinnern, was damals war, außer dass der väterliche Missbrauch schon früher begann, aber die weibliche Person, die ihr sofort in den Sinn kam, war ihre etwas ältere Schwester. Der Test ergab, dass es sich tatsächlich um Ulrike N. handelte. Die war immer froh, wenn Susanne „drankam" und stellte sich oft schlafend, wenn der Vater in der

Nacht bei der Tür hereinkam. Susanne hatte erwartet, von ihrer älteren Schwester beschützt zu werden. Sie konnte sich nicht erinnern, ob sie damals wütend war, aber jetzt, während sie ihre Leidensgeschichte erzählte, war sie es sehr.

Es dauerte lange, bis wir diesen Groll und Hass entkoppeln konnten, denn er meldete sich immer wieder in verschiedenen Altersstufen.

Am Ende dieser Sitzung war Susanne sehr erschöpft, aber auch erleichtert. Sie erzählte, dass sie das Thema zwar schon auf viele verschiedene Arten über die Jahre immer wieder bearbeitet hatte, sich aber noch nie so befreit fühlte wie nach dieser Sitzung. Außerdem erzählte sie, dass sie mit der Schwester zwar ein inniges, aber sehr gespaltenes Verhältnis verband. Auf dieses Thema testete ich den Glaubenssatz „Meine Schwester muss mich beschützen". Er testete positiv. Das hätte aber nicht sein sollen. Im Familiensystem können ältere Geschwister nicht für das Wohl ihrer jüngeren Geschwister verantwortlich gemacht werden. Es ist nicht ihre Aufgabe, sich um die kleineren Geschwister zu kümmern. Die Verantwortung für Kinder obliegt den Eltern, und auch diese sollten die Verantwortung nie an ihre Kinder abwälzen. Natürlich kommt es oft vor, dass ältere Geschwister freiwillig ihre kleineren Geschwister beschützen oder in irgendeiner anderen Weise Verantwortung für sie übernehmen. Das ist in Ordnung. Nicht in Ordnung ist, wenn es von ihnen verlangt oder automatisch erwartet wird.

Zwei Wochen später kam Frau L. zur Milchallergiebehandlung. Ihre Verdauungsprobleme hatten sich nicht verändert seit der letzten Sitzung.

In der ersten Runde meldete sich die Leber mit dem Hauptgefühl Wut. Die Gefühle, die zur Wut hinzukamen, waren Handlungsunfähigkeit, Selbsthass, Verzweiflung. Dieses Mal ergab sich das Alter sechs und der Konflikt hatte etwas mit einer männlichen Person zu tun. Es handelte sich um den Vater.

Sie erzählte, dass der Missbrauch in jenem Alter immer noch

stattfand und sie verzweifelt war vor Angst, jemand in der Schule könnte es herausfinden. Im Dorf wusste man ja, dass der Vater Alkoholiker und psychisch krank war, und den Schwestern war dies ungemein peinlich. Auch waren sie verzweifelt, weil sie sich nicht getraut hatten, die Mutter mit ihren Leiden zu konfrontieren. Eigentlich waren sich die Mädchen sicher, die Mutter wusste davon, weil sie auf jeden Fall mitbekommen musste, dass der Vater in der Nacht das Schlafzimmer der Töchter besuchte und länger verweilte. Aber weder sie noch ihre Schwester hatten den Mut, mit ihr darüber zu sprechen.

Frau L. hatte kein Problem, sich die Verzweiflung von damals herbeizuholen, denn sie spürte dieses Gefühl immer noch. Sie erzählte, dass sie die Mutter irgendwann, viel später, mit dem Thema konfrontiert, diese aber alles abgestritten hatte.

Nach und nach entkoppelten wir ihre Verzweiflung und ihre Handlungsunfähigkeit. Das Gefühl Selbsthass kam als große Wut. Wut gegen sich selbst, weil sie sich einfach nie gewehrt hatte. Und Wut, weil sie es immer noch nicht schaffte, mit ihrer Mutter reinen Tisch zu machen. Sie sagte, die Mutter habe einfach alles verdrängt und sei immer ärgerlich geworden, wenn sie oder ihre Schwester versucht hatten, das Thema anzusprechen. Also hat sie sich damit abgefunden und den Kontakt zur Mutter so weit wie möglich reduziert.

Nach dieser mehrere Minuten dauernden Entkoppelung arbeiteten wir noch an zwei Glaubenssätzen: „Obwohl ich die Misshandlungen meines Vaters über mich ergehen ließ, achte ich mich und nehme mich so, wie ich bin." Und: „Obwohl meine Mutter mir ihren Schutz verweigerte, kann ich sie jetzt so nehmen, wie sie ist."

Auch Ulrike N. kam nochmals in die Praxis, weil ihr in den letzten Wochen klar geworden war, dass sie schwere Schuldgefühle ihrer Schwester gegenüber hegte, weil sie sich, wie wir schon wissen, oft schlafend gestellt hatte, wenn der Vater nachts ins Zimmer kam.

Wir arbeiteten daran, dass es nicht ihre Aufgabe war, die kleine Schwester zu beschützen, und dass Selbstschutz in Ordnung und auch wichtig ist.
Die beiden Schwestern kamen abwechselnd noch mehrere Male in die Praxis, um die alten Konfliktsituationen zu entkoppeln. Immer wieder quälten diverse allergische Symptome, die sich allerdings gut behandeln ließen. Derart schwerwiegende Themen wie Missbrauch, der über Jahre andauerte und verheimlicht werden musste, hinterlassen tiefe Wunden, die nicht so schnell geheilt werden können. Doch mit der Kombination Psychokinesiologie und Mentalfeldtherapie sind beide jetzt in Einklang mit sich selbst und wissen mittlerweile: Wenn sich wieder ein Symptom meldet, gibt es noch Altlasten zu bereinigen.

Blase

Die Blase gehört in der TCM, so wie die Niere, zum Element Wasser und ist leicht verletzbar, schnell beleidigt. Psychischer Stress äußert sich oft in einer Blasenentzündung, besonders wenn der Stress mit unerfüllter oder enttäuschter Liebe zusammenhängt.
Auf der Gefühlsmandala ist das Hauptgefühl der Blase *„sich schämen"*. Als Untergefühle gelten:

- gelähmter Wille
- unerfüllte Liebessehnsucht
- seelische Verletztheit
- Ungeduld
- Selbstmitleid
- Angst, auf eigenen Füßen zu stehen
- beleidigt sein

Ein Beispiel aus der Praxis
Claudia C. kam mit ihrem vierjährigen Sohn Max, weil das Kind seit einem Jahr an einer chronischen Blasenentzündung litt und immer wieder mit Antibiotika behandelt wurde, die aber immer nur kurzfristig halfen. Eine zusätzliche Belastung war die Tatsache, dass Max wieder Windeln brauchte, die er ursprünglich aber schon im Alter von zwei Jahren abgelegt hatte. Frau C. war verzweifelt, weil weder Homöopathen noch TCM-Ärzte ein Heilmittel gefunden hatten und sie sich um das Immun- und das Magen-Darm-System ihres kleinen Sohnes aufgrund der häufigen Verabreichung von Antibiotika Sorgen machte. Die junge Mutter war selbst im Gesundheitswesen tätig, hatte viel über Blasenentzündungen nachgelesen und hatte nun die Hoffnung, über einen Fokus auf die psychische Seite des Problems vielleicht eine Antwort finden zu können. Als ich nach ihrer eigenen Familiensituation fragte, war sie etwas zurückhaltend mit der Antwort und erzählte nicht viel mehr, außer dass sie seit kurzer Zeit geschieden war, aber nun alles geregelt sei und Max' Vater regelmäßigen Kontakt zu seinem Sohn hatte und zwischen den beiden ein sehr liebevoller Umgang herrschte.
Kleine Kinder können nur schwer selbst ausgetestet werden, weil sie sich nur kurzfristig entspannen und die Arme locker liegenlassen können. Nach nur einer kurzen Weile wird ihnen langweilig und das Testen schwieriger. Kinesiologen testen Kleinkinder (und Tiere) mit einer sogenannten Mittelsperson. In diesem Fall war die Mittelsperson die Mutter, über die Max getestet wurde.
Wir fanden eine Position, die für beide bequem war. Wichtig beim Test mithilfe einer Mittelsperson ist, dass die beiden Personen immer in Körperkontakt bleiben. In seltenen Fällen, wenn die Kinder sehr quirlig sind, behandle ich auf einem Teppich am Boden, sodass das Kind Bewegungsfreiheit hat. Im Fall von Max und seiner Mutter war es möglich, dass sich die Mutter auf die Behandlungsliege legte (ich teste im Liegen mit dem Arm-

längentest von Raphael van Assche) und Max zwischen ihren Beinen saß, Rücken zur Mutter, mit kleinen Spielzeugen, Buntstiften und Papier, womit er sich beschäftigen konnte.

Max hatte eine eindeutige Milchallergie. Erst jetzt fiel der Mutter ein, dass er auch immer wieder einen Ausschlag am Bauch hatte, sie jedoch dachte, er sei von den Windeln.

Zwei Wochen später kamen Mutter und Sohn zur Behandlung. In der ersten Runde meldete sich auch tatsächlich die Blase. Hier möchte ich betonen, dass bei der Abfragung der Gefühlsmandala nicht physische Thematiken getestet werden, sondern die Gefühle, die den Organen zugeordnet sind. Bei Max hat sich trotzdem die Blase gemeldet, allerdings mit den Gefühlen der Niere. Die Niere steht für Angst. Die dazugehörigen Emotionen, die aufzeigten, waren Machtlosigkeit, Enttäuschung, Schreck und Betroffenheit, und zwar im Alter von einem Jahr. Bei der Frage, ob es sich um Max' eigene Gefühle handelte oder um übernommene Gefühle, kam die Antwort, er habe die Gefühle übernommen, und zwar von der Mutter. Frau C. bat, das Datum genauer zu definieren. Die Antwort war knapp nach Max' erstem Geburtstag. Die Mutter wollte zu flüstern beginnen, aber ich erinnerte sie, dass es ja hier um die Gefühle von Max ginge und er ohnehin wisse, um welches Thema es sich handle. Dann erzählte sie, dass sie und ihr Mann eine wunderbare Beziehung hatten, ehe das Kind kam. Und obwohl sie beide Max von Herzen lieb hatten, bedeutete seine Geburt einen tiefen Bruch in ihrer Zweisamkeit, den sie schlecht bewältigt hatten. Sie war in Mutterschaftsurlaub und der Vater arbeitete mehr und mehr, um den Lebensunterhalt zu bestreiten. Dadurch fühlte sie sich mit dem Kind sehr allein gelassen und war oft böse auf ihren Mann, wenn er spät heimkam. Und knapp nach Max' erstem Geburtstag erfuhr sie, dass er mit einer Arbeitskollegin eine Affäre begonnen hatte.

Sie hatte einerseits Angst, ihren Mann zu verlieren, andererseits war sie so geschockt und enttäuscht, dass sie ihn aufforderte, das

Verhältnis sofort zu beenden oder seine Sachen zu packen. Er entschied sich für die erste Lösung.

Der kleine Sohn hatte mit seiner Mutter „mitgelitten", ohne sein Mitgefühl artikulieren zu können. Dieses Phänomen finden wir sehr häufig zwischen Eltern und Kindern und es gibt kein gutes Gegenmittel, außer kleinen und auch großen Kindern, die „mitfühlen", immer zu versichern: „Du bist nicht schuld, es hat nichts mit dir zu tun, ich krieg das schon hin." Von der Aufstellungsarbeit wissen wir, dass Kinder sehr oft aus Liebe zu den Eltern mit ihnen deren Lasten und Leiden mittragen, aber nicht wissen, wie sie diese Lasten wieder loswerden können. Wichtig ist, dass Kinder ihre Sorgen artikulieren dürfen und die Eltern, wenn sie Sorgen haben, kein Geheimnis daraus machen. Kinder spüren das ohnehin. Wenn sich aber niemand mit ihnen darüber unterhält, quält sie ihr kindliches Unterbewusstsein mit: „Bin ich schuld? Was kann ich tun, um zu helfen? Grübel, grübel …" Und schon hat sich das Kind unerlöste seelische Konflikte auferlegt. Wenn Sie also von Ihrem Kind gefragt werden: „Warum bist du traurig … böse … so still … etc. etc.?", denken Sie bitte nicht, dass Sie das Kind schützen, wenn Sie sagen: „Es ist alles in Ordnung, mach dir keine Sorgen." Das Kind fühlt genau, dass etwas nicht in Ordnung ist. Nur … wenn man keine entlastenden Antworten bekommt, bleibt der Konflikt. Es reicht schon, wenn Sie zum Beispiel antworten: „Ich habe mich über eine Freundin geärgert, aber es hat nichts mit dir zu tun und ich krieg das schon wieder hin."

Nachdem der Konflikt des kleinen Max jetzt offengelegt war, konnten wir entkoppeln. Auch das funktioniert über die Mittelsperson. Der Mutter fiel es nicht schwer, sich in die Situation von damals hineinzufühlen, und klein Max wurde etwas unruhig dabei und sah gebannt zu, wie wir entkoppelten. In der Praxis verwenden die meisten von uns für die Entkoppelung Farbbrillen. Es funktioniert aber mit der Klopfmethode aus der Psychokinesiologie, die ebenfalls Dr. Klinghardt entwickelte, genauso gut. Dr. Klinghardt selbst verwendet diese Art der Entkoppelung immer wieder. Entkoppeln kann man auch akute Stresssituationen, und wer hat schon immer die Farbbrillen in der Hosentasche? Wenn Sie zum Beispiel auf einer Alm spazieren und es kommen plötzlich Kühe ihres Weges und Sie haben eine panische Angst vor Kühen, können aber nicht ausweichen, klopfen Sie doch Ihre Angst einfach weg!

In der zweiten psychokinesiologischen Runde meldete sich die Milz/Bauchspeicheldrüsen-Gegend. Als Hauptgefühl erfuhren wir „niederes Selbstwertgefühl", also wussten wir, die Milz war unser Organ. Zusätzlich zum niederen Selbstwertgefühl meldete sich Abhängigkeit, „sich abgelehnt fühlen" und „sich nicht trennen können" im Alter von zwei Jahren. Diesmal waren es übernommene Gefühle vom Vater. Die Mutter war erstaunt und konnte nicht glauben, dass es die Gefühle vom Vater waren, weil sie sich selbst absolut damit identifizieren konnte. Wir testeten nach – die Antwort war dieselbe.

Sie erzählte, dass ihr Mann tatsächlich das Verhältnis mit seiner Arbeitskollegin beendet hatte, zumindest ihr versichert hätte, dass es so war, aber die beiden noch immer in derselben Firma arbeiteten, was für Frau C. „ein harter Brocken zu schlucken" war. Immer wieder, und zwar monatelang, quälte sie ihren Mann mit Fragen bezüglich „der anderen" und drohte, sie würde ihn verlassen, wenn es wieder eine „Geschichte" geben würde. Immer wieder beteuerte er, dass alles längst beendet sei. Bei dem Gefühl „sich nicht trennen können" hatte Frau C. sofort den Verdacht, er könne sich von der Arbeitskollegin nicht trennen. Glücklicherweise konnten wir testen, dass das „Sich nicht trennen Können" mit ihr und Max zu tun hatte. Sie hatte es nicht schwer, diese Gefühle hochkommen zu lassen, und wir konnten gut entkoppeln.

Dann arbeiteten wir noch an einigen Glaubenssätzen:
„Obwohl mein Mann eine Affäre hatte, kann ich ihn achten und ihn so nehmen, wie er ist."
„Obwohl ich mich betrogen fühle, kann ich ihm verzeihen."
„Obwohl ich betrogen wurde, achte ich mich und nehme mich so, wie ich bin."
„Obwohl ich eine geschiedene Frau bin, achte ich mich und nehme mich so, wie ich bin."
Am Ende der Behandlung erzählte Frau C., dass sie selbst ein Scheidungskind war und keinesfalls ihrem Kind „dasselbe antun" wollte, wie sie es erlebt hatte. Deshalb habe sie auch nicht gleich das Handtuch geworfen, aber sie war einfach nicht in der Lage zu vergessen und verzeihen, konnte ihr quälendes Misstrauen einfach nicht loslassen. Auch ihr Mann war verzweifelt und wurde es müde, das Thema immer wieder durchkauen zu müssen. Letztendlich blieb kein Ausweg außer der Trennung.
Nach einem halben Jahr meldete sie sich bei mir, um zu erzählen, dass Max seit den Behandlungen keinen Blaseninfekt mehr gehabt hatte.

Methoden der Selbsttestung

Die Psychokinesiologiemethode, Allergien zu behandeln, beinhaltet auch das Befreien negativer Glaubenssätze und bedarf üblicherweise einer zweiten Person – Arzt, Therapeut oder Kinesiologe –, die die Testung und Behandlung durchführt. Allerdings gibt es auch Methoden der Selbsttestung, und wenn man die kinesiologische Selbsttestung gewissenhaft übt und durchführt, ist es tatsächlich möglich, seine Allergie selbst in den Griff zu bekommen. Als ich vor einem Jahr mit einer sehr schweren Lungenentzündung im Krankenhaus lag und auf die Antibiotika, die mir verabreicht wurden, mit einem grässlichen Hautausschlag reagierte, testete ich mich in meiner Verzweiflung mit einem Stück Kuhmilchkäse und einem Stück Brot selber aus. Es testete der Käse als Grundallergen. Da ich im Krankenbett nicht viel besseres zu tun hatte und eine geübte Psychokinesiologin bin, versuchte ich mich selbst zu behandeln – und es gelang. Der Ausschlag war innerhalb weniger Tage abgeheilt.

Es wird auch Ihnen gelingen! Aber – und dieses Aber ist das Um und Auf – Sie müssen Geduld haben und sich Zeit nehmen, die verschiedenen Schritte sorgfältig zu üben, üben, üben, und keinesfalls die Geduld verlieren. Also, wenn Sie diese Seiten gerade nur zwischendurch lesen, in der Hoffnung, hier finden Sie eine Schnellanleitung zur Allergiebehandlung, legen Sie das Buch bitte jetzt weg und lesen Sie erst dann weiter, wenn Sie tatsächlich Zeit und Ruhe haben, die verschiedenen Selbsttestmethoden gewissenhaft zu erlernen und durchzuführen.

Sind Sie so weit? Gut. Dann probieren Sie jetzt die verschiedenen Testmethoden aus, bis Sie herausgefunden haben, welche die wirksamste für Sie ist. Ich persönlich finde den „Schaukeltest“ den einfachsten und verwende ihn oder den Armlängentest für die Selbsttestung. Allerdings kenne ich Kollegen, die lieber den Armlängentest oder Fingertest an sich selbst bevorzugen. Probieren Sie alle durch und wählen Sie selbst.

Der Schaukeltest

Das Wort „Kinesiologie", wie ja schon erwähnt, stammt vom griechischen „kinesis" ab und bedeutet Bewegung. Schaukeln ist Bewegung schlechthin!

Um sich selbst zu testen, egal mit welcher dieser Methoden, ist es unumgänglich, dass man während der Testung seine Gedanken „neutralisiert". Das heißt, man darf auf keinen Fall auf das eine oder andere Testergebnis hoffen oder es fürchten. Außerdem darf man sich während der Testung von nichts ablenken lassen. Nur so ist es möglich, den Test nicht zu beeinflussen.

1. Stellen Sie sich möglichst entspannt und gerade auf einen ruhigen Platz, ohne die Knie durchzustrecken. Bitte tragen Sie dabei flaches Schuhwerk oder gar keine Schuhe, wenn Ihnen das lieber ist.
2. Denken Sie intensiv an das Wort „Ja". Lassen Sie sich Zeit. Denken Sie immer wieder an das Wort „Ja", bis Sie eine Bewegung in Ihrem Körper spüren. Spüren Sie weiter.
3. Sie werden bemerken, dass Ihr Körper entweder sachte oder sogar heftig nach vorne oder nach hinten „schaukelt". Geben Sie acht, dass Sie nicht umfallen. Merken Sie sich die Schaukelrichtung. (Wenn es beim ersten Mal nicht geklappt hat, versuchen Sie es noch einmal. Alles will gelernt sein. Erst wenn Sie eindeutig eine Schaukelrichtung spüren, machen Sie den nächsten Schritt.)
4. Neutralisieren Sie wieder Ihre Gedanken. Bleiben Sie eine Minute wieder entspannt und gerade stehen.
5. Nun denken Sie intensiv an das Wort „Nein".
6. Lassen Sie sich Zeit. Denken Sie weiterhin an das Wort „Nein". Sie werden bemerken, dass Ihr Körper nun in die entgegengesetzte Richtung „schaukelt". Geben Sie acht, dass Sie nicht umfallen.

Sollten Sie noch immer kein eindeutiges Ergebnis haben, versuchen Sie denselben Vorgang noch einmal. Nur konzentrieren Sie sich anstatt auf „Ja" oder „Nein" auf eine bestimmte Situation. Zuerst an eine für Sie sehr angenehme, zum Beispiel am Strand zu liegen, in der Hängematte zu schaukeln, den Sonnenuntergang zu beobachten, unter einem Baum zu ruhen, zu tagträumen etc. Bitte achten Sie darauf, dass bei dieser sehr angenehmen Situation, die Sie sich vorstellen, keine weitere Person außer Ihnen selbst dabei sein soll. Irgendwann (bald) sollten Sie nun ein Vor- oder Rückwertsschaukeln spüren.

Nun denken Sie an eine für Sie unangenehme Situation. Eine Situation, die Ihnen zum Beispiel Angst macht. Oder denken Sie an ein für Sie unangenehmes Geräusch oder an etwas, das Sie traurig macht etc.

Wenn es Sie beim Gedanken an die angenehme Situation nach vorne gedrückt hat, sollte es Sie beim Gedanken an eine unangenehme Situation nach hinten drücken – und umgekehrt.

Haben Sie noch immer kein eindeutiges Resultat? Dann machen Sie Folgendes:

1. Sprechen Sie laut aus: „Ich heiße (Ihren richtigen Namen)." Sagen Sie diesen Satz so lange, bis Sie eine Bewegung spüren.
2. Nun sprechen Sie laut aus: „Ich heiße (einen falschen Namen)." Sprechen Sie diesen Satz so oft aus, bis Sie eine Gegenbewegung merken.

Nun wissen Sie, was für Sie „richtig" und „falsch" ist, „Ja" oder „Nein" bedeutet, „positiv" oder „negativ".

Hier ist es wichtig anzumerken, dass beim Austesten nicht immer eine Fragestellung notwendig ist. Wenn Sie zum Beispiel austesten wollen, ob Sie auf eine bestimmte Substanz schlecht reagieren, müssen Sie nichts fragen, sondern nur „mitspüren". Wenn es keine Reaktion gibt, wird Ihnen die Substanz wahr-

scheinlich nicht schaden. Wenn Sie eine Reaktion bekommen, die beim Selbsttest „Nein“ oder „negativ“ getestet hat, also eine oder mehrere Muskelgruppen schwach geworden sind, so vertragen Sie diese Substanz wahrscheinlich nicht.
Wenn Ihnen der Schaukeltest zu langwierig ist oder Ihnen nicht liegt, versuchen Sie bitte den nächsten Selbsttest.

Der Fingertest

1. Formen Sie entweder mit Daumen- und Zeigefingerspitze, Daumen- und Mittelfingerspitze, Daumen- und Ringfingerspitze oder Daumen- und kleiner Fingerspitze einen Kreis oder ein „O“. Am besten, Sie versuchen diese Methode in allen vier Varianten und finden heraus, mit welcher Kombination Sie besonders gut zu einem Ergebnis kommen. (Ein Tipp: Die meisten Menschen kommen mit Daumen und kleinem Finger am schnellsten zur Antwort.)
2. Pressen Sie die beiden Fingerspitzen aneinander, aber nicht zu fest. Legen Sie den Zeigefinger der anderen Hand genau an die Stelle, an der die beiden Finger zusammenkommen, so als würden Sie das „O“ auseinanderziehen wollen.
3. Nun denken Sie intensiv an das Wort „Ja“ oder an eine für Sie sehr angenehme Situation.
4. Jetzt versuchen Sie, das „O“ auseinanderzuziehen. Wenden Sie bitte nicht allzu viel Kraft auf. Dies soll kein Kräftemessen zwischen linken und rechten Fingern sein. Das „O“ sollte halten.
5. Nun wiederholen Sie den Vorgang, allerdings indem Sie intensiv an das Wort „Nein“ oder an eine für Sie sehr unangenehme Situation denken.
6. Versuchen Sie nun das „O“ mit demselben Druck wie vorher auseinanderzuziehen. Sie sollten merken, dass Sie das „O“ nicht mehr so leicht halten können.

Die Fingertestmethode ist eine sehr beliebte, verlangt allerdings viel Gespür, weil man oft verleitet ist, bei der Antwort „Nein" die Finger fester zusammenzudrücken. Aber mit etwas Übung werden Sie auch diesen Selbsttest bald beherrschen.
Um sich zu vergewissern, dass der Test gültig ist, machen Sie bitte wieder den Namenstest: „Ich heiße (richtiger Name)" im Gegensatz zu „Ich heiße (falscher Name)".

Der Flaschentest

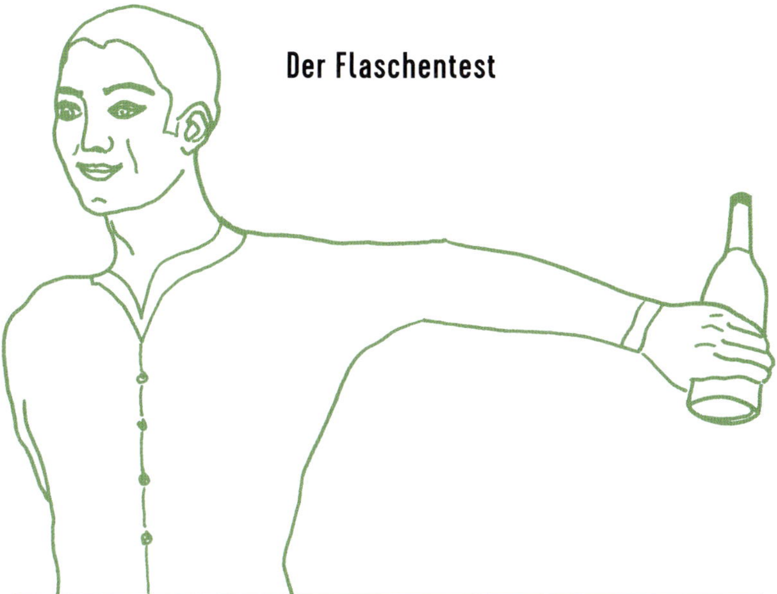

1. Nehmen Sie eine 1-Liter-Plastikflasche mit Wasser gefüllt in die Hand und strecken Sie den Arm waagerecht aus.
2. Denken Sie intensiv an das Wort „Ja" oder an eine für Sie sehr angenehme Situation. Achten Sie dabei auf Ihren Arm. Sie sollten nicht allzu viel Kraft aufwenden müssen, um die Flasche waagerecht zu halten.
3. Nun denken Sie intensiv an das Wort „Nein" oder an eine für Sie sehr unangenehme Situation. Nun sollten Sie einen leichten Abwärtsdruck oder ein leichtes Ziehen in den Muskeln spüren. Es sollte nun schwieriger sein, die Wasserflasche waagerecht zu halten.

Bitte machen Sie auch hier wieder den Sicherheitstest – nämlich den Namenstest.

Bitte denken Sie immer daran: Egal welche Testmethode Sie wählen, keine davon ist ein Kräftemessen. Es kommt nicht darauf an, wie fest Sie stehen können, wie fest Sie die Finger zusammenpressen oder die Wasserflasche halten können. Lassen

Sie sich auf Ihr Körpergefühl ein und Sie werden eine Antwort bekommen.

Beim Schaukeltest kann es sein, dass Sie so intensiv nach vorne oder hinten gedrängt werden, dass Sie gegensteuern müssen, um nicht umzufallen. Genauso gut kann es sein, dass sich ein nur sehr sachtes Schaukeln einstellt.

Beim Fingertest kann es so sein, dass Sie das „O" bei „Nein" ganz leicht öffnen können, oder aber auch, dass Sie nur eine geringe Kraftlosigkeit der beiden Finger bemerken.

Beim Flaschentest kann es so sein, dass bei „Nein" der Arm, der die Flasche hält, tatsächlich so schwach wird, dass er sich nach unten bewegt, oder aber auch nur, dass Sie ein leises Ziehen in den Muskeln spüren, das gleich wieder verschwindet, wenn Sie an „Ja" denken.

Der Armlängentest

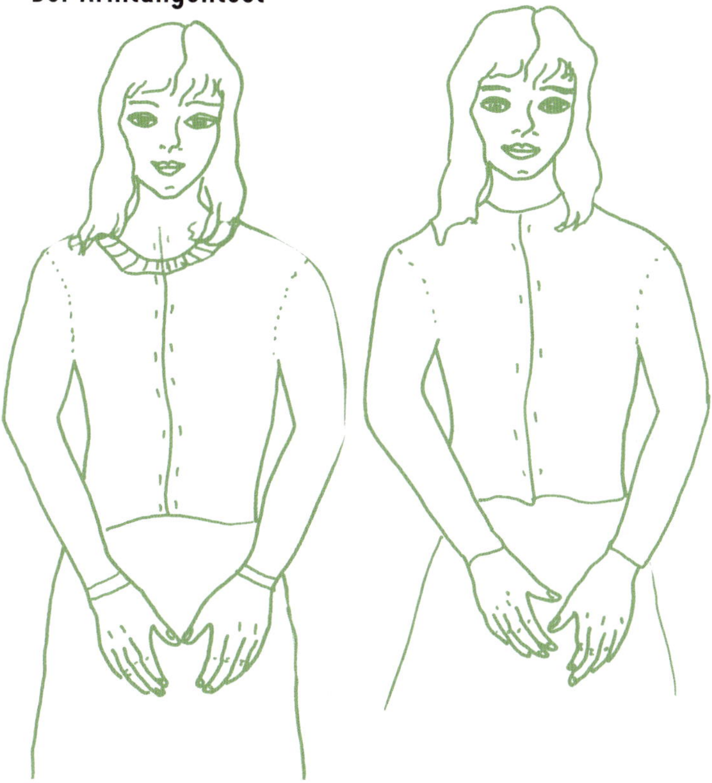

Der Armlängentest wurde vom Mitbegründer der Wiener Schule für Osteopathie, Raphael van Assche, entwickelt. Dieser Test ist am effektivsten, wenn er im Liegen durchgeführt wird, wobei es einer zweiten Person bedarf, um ihn auszuführen. Mit ein wenig Übung kann man ihn allerdings auch sitzend oder liegend selbst durchführen. Hier, wie bei allen Selbsttests, ist es unumgänglich, dass man sich von keinen „störenden“ Gedanken ablenken lässt. Als „störend“ gilt hier jeder Gedanke, der den Testablauf beeinflussen könnte. Zum Beispiel die Hoffnung, dass dies oder jenes nicht zutrifft, oder eine vorgefertigte Meinung über das Testresultat. Bitte machen Sie Ihre Gedanken absolut frei, ehe Sie sich selbst testen.

1. Die beste Position für diesen Selbsttest ist das Sitzen. Lehnen Sie sich entspannt gegen die Rückenlehne und setzen Sie Ihre Beine leicht gespreizt und locker auf den Boden auf.
2. Lassen Sie die Arme nach unten hängen, zwischen die Knie, Hände locker gefaltet. Die Mittelfinger der beiden Hände sollten gleich weit nach unten hängen.
3. Nun bringen Sie die Hände auf Brusthöhe, so als würden Sie beten. Halten Sie Hände und Finger locker. Die Mittelfinger sollten wieder auf gleicher Höhe sein.
4. Nun denken Sie intensiv an ein für Sie negatives Ereignis und lassen beide Hände wieder locker zwischen Ihre Knie fallen, wie in Position 2. Die Mittelfinger sollten nun verschieden weit nach unten hängen.

Das negative Ereignis, das mit Sicherheit eine Stresssituation für Sie bedeutet hat, sollte sich nun in den verschiedenen „Fingerlängen" zeigen. Das heißt, einer Ihrer Arme sollte eine Muskelreaktion zeigen, indem er eine Spur länger wurde bzw. kürzer. Das zeigt sich in der Position der Mittelfinger, die nun verschoben sind. Auch diesen Test können Sie anwenden, um Nahrungsmittel, Vitamine etc. zu testen. Mit etwas Geduld werden Sie es bald schaffen.

Bitte vergessen Sie nicht, als Sicherheitstest auch hier den Namenstest anzuwenden.

Natürlich kann man den Armlängentest auch liegend als Selbsttest ausführen. Allerdings bedarf dieser Selbsttest wirklich viel Übung. Trotzdem ist er sehr angenehm für die Behandlung, darum will ich ihn Ihnen nicht vorenthalten.

1. Legen Sie sich so auf Ihr Bett oder auf den Fußboden, dass wenn Sie beide Arme ausgestreckt hinter Ihren Kopf legen (Hände-hoch-Position), genügend Platz ist. Die Hände dürfen nirgendwo anstoßen, sollen aber ganz knapp nebeneinander liegen, sodass sich die Daumen leicht berühren. Strecken Sie die Arme nicht künstlich aus, sondern lassen Sie sie locker liegen.
2. Nun nehmen Sie die Arme ganz locker herunter und legen sie neben sich, ohne Muskelanspannung. Denken Sie an eine angenehme, stressfreie Situation, in der keine Menschen vorkommen, zum Beispiel einen Strand, ein schönes Abendrot, ein Kaminfeuer etc.
3. Legen Sie die Arme wieder locker über den Kopf, Hände nebeneinander, Daumen berühren sich leicht. Die Arme sollten gleich lang bleiben, jedoch dürfen Sie diese nicht künstlich ausstrecken, sondern locker liegen lassen.
4. Nehmen Sie die Arme wieder herunter und legen Sie sie neben sich. Nun denken Sie bitte an eine stressige Situation.
5. Legen Sie die Arme wieder über Ihren Kopf, Hände so nahe beisammen, dass sich die Daumen berühren. Nun sollten sie nicht mehr gleich lang sein.

Bitte beachten Sie beim Testen, dass sich die Antworten nicht immer auf „Ja“ oder „Nein“ beschränken. Alles, was ein Thema ist, wird sich melden. Wenn Sie bei einer Frage kein Feedback bekommen, kann das einfach heißen, dass das Thema zu dieser Frage nicht (mehr) belastet!

Vielleicht kennen Sie noch eine weitere Selbsttestmethode, mit der Sie vertraut sind. Wichtig ist es, eine Methode für sich zu finden, in die man Vertrauen hat. Und noch einmal:

Beim Testen befreien Sie sich bitte von allen Gedanken, die den Test beeinflussen könnten. Nur so erreichen Sie das Ziel, das Sie sich setzen. Nur so können Sie Ihre Allergie loswerden.

Bitte üben Sie den Selbsttest so lange, bis Sie gewiss sind, dass die Antworten, die Sie bekommen, richtig gedeutet werden können. Erst dann sind Sie bereit für die Selbstbehandlung.

Teil II

Die kinesiologische Selbstbehandlung

Schritt 1: Ermittlung des Hauptallergens

Nun ist es so weit. Nun können Sie alles Beliebige austesten. Wenn das, was Sie testen, Ihnen guttut oder Sie es brauchen, wird Ihr Körper Ihnen die Antwort geben, die für Sie „Ja“ bedeutet. Wenn es Ihnen nicht guttut, werden Sie die Antwort bekommen, die für Sie „Nein“ bedeutet. Wenn Ihnen das, was Sie austesten möchten, zwar nicht schadet, Sie es aber auch nicht brauchen, bleibt die Antwort aus. Dann gilt die Regel: „Schadet nicht, aber nutzt auch nicht.“

Machen Sie Ihre ersten Versuche mit Nahrungsmitteln wie zum Beispiel Brot (Weizen, Dinkel, Roggen), Käse, Haferflocken etc. oder Nahrungsergänzungsmitteln wie zum Beispiel Vitaminen oder Spurenelementen, die Sie zu sich nehmen. Am korrektesten ist der Test, wenn Sie beispielsweise eine Tablette aus dem Behälter nehmen und diese testen. Bei Kapseln bewährt es sich am besten, den Kapselinhalt auszuleeren und zu testen, da manchmal die Kapsel negativ testet, der Kapselinhalt jedoch etwas ist, das Sie gut verwerten können. Testen Sie bitte nichts, was sich in einem Behälter mit Barcode befindet. Bedenken Sie, wie viele Informationen sich in einem Barcode befinden. Er beinhaltet die Bezeichnung der Ware, das Gewicht, den Preis etc. Zu viel Information verwirrt unser System, wenn wir doch nur eine bestimmte Sache austesten wollen. Also: Bitte testen Sie nur das reine Produkt.

Testen Sie Kosmetika aus, die Sie verwenden. Nagellackentferner oder Flüssigseifen enthalten Lösungsmittel und können eine Allergie verursachen. Wenn Sie auf Tierhaare allergisch reagieren, testen Sie dies aus.

Wenn all diese Testversuche so ausfallen, dass Sie sich schon sicher mit Ihrer Testmethode fühlen, sind Sie bereit, jene Allergene zu testen, die Ursache vieler Kreuzallergien sind.

Die Hauptallergene, wie schon erwähnt, sind üblicherweise Milch, Weizen, Gluten, Zucker, Lösungsmittel, Schwermetalle und Aspirin. Testen Sie sie aus, indem Sie, wie nachfolgend beschrieben, das allergenhaltige Produkt in die Hand nehmen und einen Selbsttest durchführen.

Für die **Milchaustestung** schneiden Sie ein Stück Kuhmilchkäse in ein ca. dreimal fünf Zentimeter großes Stück. Damit können Sie testen, ob Sie auf Kuhmilch allergisch sind. Wenn Sie keinen Kuhmilchkäse zu Hause haben, können Sie diesen Test natürlich auch mit Milchpulver oder etwas Milch in einer kleinen Schale durchführen. Butter ist kein ideales Testmittel, da manche Buttersorten sogar von Milchallergikern vertragen werden. Auch in Schokolade ist Milch vorhanden, sie eignet sich aber nicht zum Testen.

Für die **Weizenaustestung** nehmen Sie ein kleines Stück Weizenbrot (oder etwas Weizenmehl) in die Hand und testen sich. Wenn Sie kein Weizenbrot zu Hause haben, können Sie jedes andere Nahrungsmittel, das Weizen enthält, verwenden, zum Beispiel Kuchen oder Kekse. Um sicher zu gehen, dass es nur der Weizen ist, auf den Sie allergisch reagieren, testen Sie bitte auch Roggen und Dinkel. Bei einer Weizenallergie sollten Sie Dinkel und Roggen gut vertragen. Ist dies nicht der Fall, leiden Sie wahrscheinlich an einer Glutenallergie.

Die **Glutenallergie** ist sehr gut mit Haferflocken testbar, da Hafer sehr viel Gluten enthält. Wickeln Sie die Menge Haferflocken, die in einen Esslöffel passt, in ein Stück Frischhaltefolie und testen Sie sich.

Bei **Zucker** handelt es sich üblicherweise um Fructose, also Fruchtzucker, der im Obst enthalten ist. Wenn Sie nach dem Genuss von Obst ein Kribbeln auf Mundschleimhaut oder Zunge spüren, so handelt es sich in Ihrem Fall wahrscheinlich um eine Zuckerallergie. Allerdings habe ich die Erfahrung gemacht, dass eine Zuckerallergie wiederum nur eine Kreuzallergie von entweder Weizen, Milch oder Gluten ist.

Das **Lösungsmittel** ist eine verflixte Angelegenheit, da es sehr schwierig zu vermeiden ist. Alles, was – wenn es der Luft ausgesetzt ist – hart wird, wurde entweder durch Wasser oder durch Lösungsmittel weich gemacht. Wir interessieren uns nur für das Lösungsmittel als Weichmacher, zum Beispiel in Farbe, Nagellack, Zahnpasta, Flüssigseife, Flüssigwaschmittel etc. Lösungsmittel testet man am besten mit Isopropylalkohol, der in jeder Apotheke erhältlich ist. Sie können aber auch genauso gut mit Nagellackentferner testen.

Sollte der Verdacht auf **Schwermetallallergie** fallen, so besuchen Sie bitte für die Austestung einen qualifizierten Kinesiologen oder ein Allergieambulatorium. Diese Allergie können Sie weder selbst testen noch behandeln. Schwermetallallergien äußern sich häufig in wunder, oft sogar rissiger Haut an den Händen, Fingern oder anderen Körperteilen. Sollten Sie zum Beispiel an einer Quecksilberallergie leiden, was selten, aber doch vorkommt, so werden manche Krankenkassen Ihre Zahnsanierung – sofern Sie Amalgamplomben in den Zähnen haben – zum Teil oder sogar ganz bezahlen. Allerdings werden sie das nicht auf der Basis eines Selbsttests oder dem Testresultat eines Therapeuten tun, sondern aufgrund einer Bestätigung eines medizinischen Labors.

Für **Aspirin** benötigen Sie nichts weiter als eine Aspirintablette. Falls Ihre Grundallergie wirklich Aspirin ist, sollten Sie unbedingt einen Arzt aufsuchen und sich auf eine mögliche Medikamentenallergie testen lassen. Eine Aspirinallergie kann eine Medikamentenallergie sowie Allergie auf Wespen- oder Bienengift als Kreuzallergie auslösen.

Jetzt haben Sie Ihr Hauptallergen oder Ihre Hauptallergene aufgespürt. Somit sind Sie bereit für den nächsten Schritt der Selbstbehandlung.

Schritt 2: Zweiwöchige Karenz

Vertrauen wir darauf, dass Sie ein oder mehrere der Allergene gefunden haben, die Ihr Leben so beschwerlich machen. Nun wissen Sie also, was Ihr Hauptallergen ist. Was nun?

Bei Milch, Weizen oder Gluten gibt es hier tatsächlich eine Regel: Zwei Wochen strenge Diät. Erst dann kann die Allergie behandelt werden. Der für Sie „belastende" Stoff muss sich komplett aus Ihrem System gelöst haben, damit die Behandlung gut wirken kann.

Mit Lösungsmitteln ist die Sache schon etwas schwieriger. Wie sollen Sie Lösungsmittel zwei Wochen aus Ihrem Leben verbannen? Die meisten Lösungsmittel sind flüchtige Substanzen, die an der Luft verdampfen. Abgesehen vom Lösungsmittelmissbrauch, zum Beispiel durch „Schnüffeln", woran laut einer Studie mehr Jugendliche unter 16 Jahren sterben als an allen anderen aufputschenden Drogen zusammen, sind wir auch im ganz normalen täglichen Leben Lösungsmitteln ausgesetzt und verwenden diese auch. Mehr dazu später.

Milch

Haben Sie eine Milchallergie ausgetestet, so ist es wahrscheinlich der Milchzucker, der die Allergie verursacht. Die Laktoseintoleranz zählt zu den bekanntesten Nahrungsmittelunverträglichkeiten. Folgende Symptome werden häufig durch Laktoseintoleranz hervorgerufen:

- krampfartige Bauchschmerzen
- Blähungen
- Kopfschmerzen
- Hautprobleme (z. B. Schuppenflechte)
- Durchfall oder Verstopfung
- Übelkeit nach dem Essen
- Magenschmerzen
- Völlegefühl
- allergisches Asthma

Leider können sich aber auch andere Symptome, nämlich jene der Kreuzallergien, einstellen. Regel gibt es leider auch hier keine.

Um die Milchallergie zu behandeln, meiden Sie bitte für zwei Wochen alle Kuhmilchprodukte. Kuhmilch ist enthalten in:

- Kuhmilchkäse
- Kaffeesahne oder Milchersatz
- Joghurt
- Sahne
- Crème fraîche
- Eis, das mit Milchpulver hergestellt wurde
- Fertigprodukten (teilweise) – bitte Etikett lesen!
- Wurst
- Schokolade (leider!)
- Pudding
- Milchbrot
- Mürbeteig

Wenn Sie auswärts essen, bitte beachten Sie, dass viele Saucen Milchpulver enthalten, und vergessen Sie nicht den Käse auf Pizza, auf Pasta etc.

Weizen

Hat sich bei Ihrem Test eine Weizenallergie gemeldet, leiden Sie möglicherweise unter folgenden Symptomen:

- Verdauungsbeschwerden
- Müdigkeit nach dem Essen
- Blähungen
- allergischem Asthma
- Neurodermitis
- chronischer Darmentzündung
- Heuschnupfen
- Depressionen
- Hausstaubunverträglichkeit
- Reizdarm

Leider gilt auch hier die Regel: Es gibt keine Regel. Ihre Weizenallergie kann jede beliebige Kreuzallergie hervorrufen.
Um die Weizenallergie behandeln zu können, müssen Sie Konsequenzen für Ihren Speiseplan in Kauf nehmen. Bitte meiden Sie sämtliche Weizenprodukte für zwei Wochen. Weizen ist enthalten in:

- ganzen Weizenkörnern
- Frischkornbrei
- Weizenkeimlingen
- Weizenflocken
- Getreidemahlprodukten
- Grieß
- Kleien
- Schrot
- Weizenbrot
- Kuchen aus Weizenmehl

- Gebäck jeder Art, wenn Weizenmehl enthalten ist
- Pfannkuchen
- Backerbsen
- Zwieback
- Weizennudeln
- Süßspeisen
- Puddingpulver
- Joghurt mit Kleien
- Mehlspeisen
- Bonbons
- Kaugummi
- Schokoladeriegeln mit Keks
- Weizenbier
- Fertigsuppen
- Fertigsaucen
- Speise- und Suppengewürzen
- Diätprodukten
- Wurst (alle Sorten!)

Prinzipiell gilt hier die Regel: bei Fertigprodukten immer ganz genau die Zutaten studieren. Wenn Sie eine Weizenallergie haben, können Sie auf Dinkel oder Roggen ausweichen. Auch Hafer-, Gersten-, Buchweizen-, Amaranth-, Johannisbrot-, Maronen-, Mais-, Quinoa- und Reismehlprodukte vertragen Sie prinzipiell, wenn Sie nur auf Weizen reagieren.
Wenn Sie auswärts essen, fragen Sie bitte den Küchenchef, ob sich in dem Gericht, das Sie bestellt haben, Weizenmehl befindet. In der Pizzeria oder beim Italiener ist es müßig zu fragen. Warten Sie lieber, bis Sie sich behandelt haben.

Gluten

Bei einer Glutenallergie reagiert der Körper überempfindlich auf Klebereiweiß. Angeblich erkranken Frauen häufiger als Männer, obwohl ich glaube, dass Frauen mehr auf ihre Symptome achten als Männer und eher bereit sind, den Grund ihrer Symptome zu erforschen.

Gluten kommt in allen Getreideformen vor. Bei einer Allergie oder Unverträglichkeit kann die Schleimhaut des Dünndarms angegriffen werden. Dadurch kann es zu Vitamin- und Spurenelementmangelerscheinungen kommen, weil die Aufnahme der Nährstoffe erschwert ist.

Haben Sie eine Glutenallergie ausgetestet, leiden Sie möglicherweise unter:

- chronischen Bauchschmerzen
- chronischer Darmentzündung
- chronischer Bronchitis
- Blähungen
- Übelkeit
- Müdigkeit nach dem Essen
- Durchfall
- Verstopfung
- Heuschnupfen
- allergischem Asthma

Um Ihre Glutenallergie zu behandeln, stellen Sie bitte Ihren Speiseplan auf eine glutenfreie Diät um. Zugegebenermaßen ist das am Anfang nicht einfach. Aber in wenigen Tagen werden Sie schon ein Profi sein, was „glutenfrei" betrifft. Die gute Nachricht ist – es ist „nur" für zwei Wochen.

Meiden sollten Sie unbedingt jede Art von Mehl. Außerdem:

- Eis
- Ketchup
- Sojasauce
- Malz
- Zuckersirup
- Wurst
- Nudeln jeder Art außer Reis- oder Maisnudeln
- Suppenwürfel
- Karamell
- Brösel
- viele Alkoholika
- Bier

Jeder gute Naturkostladen bietet mittlerweile eine breite Palette an glutenfreien Nahrungsmitteln, darunter auch Süßigkeiten, glutenfreie Sojasauce, glutenfreies Brot etc.
Von Natur aus glutenfrei sind:

- Fisch
- Fleisch
- Geflügel
- Obst
- Gemüse
- Reis
- Mais
- Kartoffeln
- Amaranth
- Quinoa
- Buchweizen

Lösungsmittel

Alles, was an der Luft fest wird, außer Substanzen, die mit Wasser gelöst wurden, wurde mit Lösungsmittel versetzt. Die gängigsten im Haushalt gebräuchlichen Produkte sind:

- Nagellack
- Zahnpasta
- Nagellackentferner
- Wandlacke
- Klebstoffe
- Korrekturflüssigkeit
- chemische Reinigungsmittel
- Sprays
- Flüssigseifen
- Flüssigwaschmittel
- flüssiges Geschirrspülmittel
- Kosmetika

Sollte das Lösungsmittel Ihr Hauptallergen sein, stellen Sie bitte den Gebrauch lösungsmittelhaltiger Produkte auf zum Beispiel feste Seife, Waschpulver, lösungsmittelfreie Kosmetika, lösungsmittelfreie Zahnpasta etc. um. Nach der zweiwöchigen „Enthaltsamkeit" können Sie eine ganz normale Allergiebehandlung durchführen, doch wird es notwendig sein, die Behandlung mehrere Male zu wiederholen.
Bei einer Lösungsmittelallergie sind die Symptome für gewöhnlich nicht anders als bei einer Nahrungsmittelallergie.

Aspirin, Zucker, Schwermetalle

Bei einer Aspirin- oder Zuckerallergie ist die Behandlung dieselbe wie bei einer Milch-, Weizen- oder Glutenallergie. Wenn Sie jedoch auf Wespen-, Bienengift oder Medikamente allergisch reagieren – was häufig auf eine Aspirinallergie hinweist –, sollten Sie sich unbedingt von einem Arzt oder anderen Spezialisten behandeln lassen. Eine Schwermetallallergie können Sie auf keinen Fall selber testen und auch nicht selber behandeln.

Schritt 3: Austesten des allergieverursachenden Konflikts

Also. Sie haben es geschafft. Sie haben Ihr ganz persönliches Allergen zwei Wochen aus Ihrem Speiseplan verbannt … oder die Lösungsmittel so gut wie möglich gemieden. Nun sind Sie bereit für den wohl spannendsten Teil dieses Buches: Für die Behandlung. Hier möchte ich Sie eindringlichst darum bitten, die folgende Behandlungsmethode ausschließlich als Selbstbehandlungsverfahren anzuwenden. Versuchen Sie bitte niemals, eine andere Person zu behandeln. Dazu bedarf es eines professionellen Psychokinesiologen. Sie können an sich selbst nichts falsch machen, deshalb ist auch die folgende Anleitung ausschließlich für Sie gedacht.

Organtestung

Für die Organtestung, einen wichtigen Schritt zur Selbstbehandlung, gilt die Voraussetzung, dass Sie firm mit Ihrer Selbsttestung sind, und zwar mit dem Schaukel- oder Armlängentest. Alle anderen Selbsttests funktionieren gut, um Mittel auszutesten. Für die Selbstbehandlung sind jedoch der Schaukel- und Armlängentest am besten geeignet.
Nur wenn Sie sich testen können, ohne viel über die Technik nachdenken zu müssen, wird dieser nächste Schritt gelingen. Nur dann wird es Ihnen möglich sein, sich voll und ganz auf die Antworten, die Ihr Körper gibt, zu konzentrieren. Sie wissen ja – alles, absolut alles ist in Ihrem System gespeichert. Und Sie können es abrufen. Genauso wie alles, was in einem Computer gespeichert ist, abrufbar ist. Aber auch die Bedienung eines Computers bedarf Übung und Know-how.

Bitte beachten Sie, dass Ihr Körper ab jetzt nicht mehr „positiv" und „negativ" anzeigt, sondern nur noch „Stress" und „neutral". Jedes Organ oder Gefühl, das sich ab jetzt meldet, bedeutet für Sie Stress, die Antwort auf die Frage ist also „Ja". Stellt sich auf eine Frage keine körperliche Reaktion ein, ist die Antwort „Nein" und Sie müssen weiterfragen.

Lassen Sie sich bitte jetzt durch nichts irritieren. Keine Musik. Kein Telefon. Keine Ablenkung. Kein Stress. Nehmen Sie sich Zeit – Zeit vorerst, Ihren physischen Körper kennenzulernen. Wir arbeiten immer von oben nach unten.
Legen Sie eine Hand auf die Stelle Ihres Körpers, die sich über dem Organ befindet, das Sie gerade testen wollen. Üben Sie Druck auf diese Stelle aus und sprechen Sie leise den Namen des Organs, auf das Sie sich gerade konzentrieren.

1. **Schilddrüse**
   Leichter Druck unter Adamsapfel oder Kehlkopf.

2. **Lunge**
   Um die Lunge zu prüfen, testen Sie bitte beide Lungenflügel separat.
   Linker Lungenflügel: Leichter Druck eine Handbreit unter dem linken Schlüsselbein.
   Rechter Lungenflügel: Leichter Druck eine Handbreit unter dem rechten Schlüsselbein.

3. **Physisches Herz**
   Leichter Druck zwei Fingerbreit links unter der Brustbeinspitze.

4. **Emotionelles Herz**
   Leichter Druck genau in der Mitte des Brustbeins.

5. **Magen**
Leichter Druck in der Mitte zwischen der untersten Spitze des Brustbeins und dem Nabel.

6. **Milz und Bauchspeicheldrüse**
Etwas stärkerer Druck direkt unter dem linken Rippenbogen.

7. **Leber**
Leichter Druck, indem man die Hand breitflächig unterhalb des rechten untersten Rippenbogens auflegt. Die Leber wird sanft nach oben „gehoben“ und damit gegen das über ihr liegende Zwerchfell gedrückt.

8. **Gallenblase**
Leichter Druck sechs Zentimeter rechts von der vorderen Mittellinie unter der untersten Rippe.

9. **Nieren**
Stärkerer Druck jeweils links und rechts auf dem Rücken. (Die Nieren befinden sich höher als man oft denkt, und zwar unter dem Übergang des knöchernen Rückens zum weichen Rücken.)

10. **Dünndarm**
Mittelstarker Druck der Handfläche auf den Nabel.

11. **Dickdarm**
Leichter Druck mit der Handkante eine Handbreit links vom Nabel und separat davon leichter Druck rechts vom Nabel.

12. **Blase und Geschlechtsorgane**
Leichter Druck mit der Handfläche oberhalb des Schambeins.

Wie wir ja nun schon wissen, werden jedem Organ bestimmte Gefühle zugeordnet. Sie kennen die alten Sprichwörter „Es ist mir etwas über die Leber gelaufen“ oder „Etwas liegt mir auf dem Herzen“ oder „Das geht mir an die Nieren“ etc. Und wenn Ihnen etwas über die Leber gelaufen ist oder Ihnen etwas auf dem Herzen lag, hatten Sie sicher keine Sorge, dass mit Ihrer Leber etwas nicht in Ordnung war oder gar mit dem Herzen. Wenn Sie nun Ihre Organe in Bezug auf die später folgende Allergiebehandlung testen wollen, ist es wichtig, sich bewusst zu machen, dass Sie die physische Ebene verlassen und sich auf die emotionelle Ebene begeben. Keinesfalls dürfen Sie versuchen, den Zustand Ihrer physischen Organe zu testen. Diese Art von Test bzw. Untersuchung überlassen Sie bitte unbedingt der Schulmedizin, das heißt einem Arzt. Was wir hier testen wollen, sind *ausschließlich* Emotionen, die den physischen Organen zugeordnet sind.

Wenn Sie nun die richtigen Stellen über den Organen gefunden haben, sind Sie bereit für die Austestung. Ich gehe davon aus, dass Sie mit dem Schaukeltest arbeiten, deshalb bleiben wir für diesen Durchlauf dabei. Wenn Sie sich für eine andere Form der Selbsttestung entschieden haben, wenden Sie bitte diese an.
Sobald sich ein Organ meldet, ist dieser erste Schritt für Sie beendet. Bitte merken Sie sich das Organ, das sich gemeldet hat, und notieren Sie es.

1. Stellen Sie sich bitte in die Schaukeltestposition. Prüfen Sie noch einmal, welche Bewegungsrichtung bei Ihnen Stress bedeutet, negativ ist. Nach vorne? Nach hinten?
2. Legen Sie Ihre Hand, egal ob die rechte oder die linke, mit nur leichtem Druck auf die Schilddrüse. Lassen Sie die Hand ca. zehn Sekunden ruhig liegen und konzentrieren Sie sich auf Ihre Schilddrüse. Wenn sich nach zehn Sekunden keine Stressbewegung eingestellt hat, fahren Sie mit dem nächsten Organ fort.
3. Legen Sie nun Ihre Hand auf den rechten Lungenflügel. Warten Sie wieder zehn Sekunden. Wenn sich keine Stressbewegung einstellt, testen Sie die folgenden Organe in derselben Weise durch: linker Lungenflügel, physisches Herz, emotionelles Herz, Leber/Galle, Magen, Milz/Bauchspeicheldrüse, Dünndarm, Dickdarm (rechts bzw. links vom Nabel), Blase.
4. Wenn sich keine Stressbewegung einstellt, üben Sie den Schaukeltest weiter, denn irgendein Organ hat mit Sicherheit etwas zu erzählen.

Dialog mit dem Unterbewusstsein

Sobald sich ein Organ „meldet", können Sie in Dialog mit Ihrem Unterbewusstsein treten. Jetzt wird es spannend.
Für den Dialog benötigen Sie wieder Zeit und Ruhe. Jedenfalls mindestens eine Stunde. Wenn Sie unsicher sind, ob Sie die nächste Stunde Zeit und Ruhe haben, legen Sie das Buch bitte weg und warten Sie mit diesem nächsten, sehr wichtigen Schritt, bis Sie die nötigen Bedingungen geschaffen haben: Zeit und Ruhe für *sich*!
Bitte halten Sie Stift und Papier bereit, denn es ist wichtig, dass Sie die Antworten, die Sie bekommen, notieren. Anfangs ist es wichtig, dass Sie die Fragen laut aussprechen. Sobald Sie im Dia-

log mit dem Unterbewusstsein geübt sind, können Sie versuchen, die Fragen zu denken. Wenn Sie auf nicht verbalisierte Fragen Antworten bekommen, können Sie sich selbstverständlich auch stumm behandeln.

Bei der Organabfrage beginnen wir immer mit dem obersten Organ, also mit der Schilddrüse.

Organe im Element Feuer

Schilddrüse

Sie ist eines von vier Organen im Feuerelement.

Legen Sie Ihre Hand mit leichtem Druck auf die Schilddrüse und beginnen Sie Ihre Abfrage:

Hat das Gefühl, das sich gemeldet hat, etwas mit einer Erniedrigung zu tun?

Wenn die Antwort „Ja" ist, fragen Sie weiter:

Hat diese Erniedrigung etwas zu tun mit dem Gefühl …

- der Unentschlossenheit?
- sich von anderen ausgeschlossen fühlen?
- nie ich, immer die anderen sind wichtig?
- einer Anschuldigung?
- kein Recht auf Selbstausdruck und Erfolg?
- keiner hört mir zu?
- der Hoffnungslosigkeit?
- des Verleugnens?

Bitte notieren Sie alle Antworten.

Wenn die Antwort „Nein“ war, fragen Sie bitte ein weiteres Organ im Feuerelement (Dünndarm, emotionelles Herz, physisches Herz). Oft meldet sich ein Organ, die dazugehörigen Gefühle kommen jedoch von einem anderen Organ aus demselben Element. Hier gibt es keine bestimmte Reihenfolge, solange Sie im selben Element bleiben.

Dünndarm

Der Dünndarm gehört ebenfalls zum Feuerelement. Obwohl sich beim Selbsttest die Schilddrüse gemeldet hat, jedoch keines der Gefühle, fragen Sie jetzt weiter:

Handelt es sich bei dem Gefühl, das sich gemeldet hat, um „sich verloren und einsam fühlen“?

Nur wenn die Antwort „Ja“ ist, fragen Sie weiter:

Hat dieses Gefühl etwas zu tun mit …

- sich verlassen, verstoßen oder vernachlässigt fühlen?
- einem Mangel an Geborgenheit?
- einem Mangel an Nähe?
- einem Mangel an Kontakt?
- einem Mangel an mütterlicher Wärme?
- Unsicherheit?
- Liebensentzug?
- einem dunklen Geheimnis?

Bitte notieren Sie die Gefühle, die sich gemeldet haben.

Wenn die Antwort auf die Frage zu „sich verloren und einsam fühlen“ „Nein“ war bzw. es zu keiner Reaktion kam, befragen Sie als Nächstes die weiteren Organe im Feuerelement (emotionelles bzw. physisches Herz). Sie müssen nicht mehr Ihre Hand auf das Organ legen. Sie können sofort mit der Abfrage beginnen.

Emotionelles Herz

Das emotionelle Herz, ebenfalls im Feuerelement, hat folgende Emotionen zugeordnet. Bitte fragen Sie ab:

Handelt es sich bei dem Gefühl, das sich gemeldet hat, um einen plötzlichen Schock?

Nur wenn die Antwort „Ja" ist, fragen Sie weiter:

Hat dieses Gefühl etwas zu tun mit …

- gebrochenem Vertrauen?
- enttäuschter Liebe?
- Liebessehnsucht?
- dem Gefühl, keine Selbstliebe zu haben?
- einer Verletztheit?
- vorenthaltener Liebe?
- dem Gefühl, nicht liebenswert zu sein?
- Traurigkeit?

Wenn Sie eine oder mehrere Reaktionen bekommen haben, notieren Sie bitte die Antworten. Wenn Sie noch keine Antwort bekommen haben, befragen Sie bitte das letzte Organ im Feuerelement, das physische Herz.

Physisches Herz

Das vierte Organ im Feuerelement ist das physische Herz. Sie können sofort mit der Abfrage beginnen, ohne die Hand auf das Herz zu legen:

Handelt es sich bei dem Gefühl, das sich gemeldet hat, um Freudlosigkeit?

Nur wenn die Antwort „Ja" ist, fragen Sie weiter:

Hat dieses Gefühl etwas zu tun mit …

- Angst vor Freude?
- Hartherzigkeit?
- sich ausgenutzt fühlen?
- Selbstschutz?
- sich eingeengt fühlen?
- ideenlos sein?
- bürokratisch sein?
- stur und unnachgiebig sein?
- Geld- und Machtgier?

Spätestens bei dieser letzten Abfrage sollten Sie eine Antwort erhalten haben, wenn die Schilddrüse als Organ getestet hat. Sollten Sie noch keine Antwort bekommen haben, üben Sie bitte den Schaukeltest weiter oder versuchen Sie es mit einem anderen Selbsttestverfahren, das Ihnen besser liegt.

Organe im Element Holz

Leber

Die Leber wird dem Holzelement zugeordnet. Wenn sich beim Selbsttest die Leber gemeldet hat, können Sie mit der Abfrage folgendermaßen beginnen:

Hat das Gefühl, das sich gemeldet hat, etwas mit Wut zu tun?

Wenn die Antwort „Ja" ist, fragen Sie bitte weiter:

Hat die Wut etwas zu tun mit …

- Ärger?
- Unzufriedenheit?
- Handlungsunfähigkeit?
- mangelnder Anerkennung?
- sich übergangen fühlen?
- Nörgeln?
- Unnachgiebigkeit?
- Selbsthass?
- Verzweiflung?

Bitte notieren Sie die Antworten. Wenn Sie noch keine bekommen haben, fragen Sie bitte das zweite Organ im Holzelement (die Galle) ab.

Galle

Sie müssen für diese Abfrage die Hand nicht auf die Gallenblasen-Region legen.

Hat das Gefühl, das sich gemeldet hat, etwas mit einer Ablehnung zu tun?

Wenn Sie positive Reaktion darauf bekommen, fragen Sie bitte weiter:

Hat diese Ablehnung etwas zu tun mit …

- verbittert sein?
- andere verurteilen?
- Selbstmitleid?
- sich zweitrangig fühlen?
- nachtragend sein?
- unfähig sein, sich zu entscheiden?
- unfähig sein, für sich einzustehen?
- dem Gefühl, Opfer zu sein?
- dem Gefühl, manipuliert zu werden?
- falschem Stolz?

Bitte notieren Sie die Antworten.

Organe im Element Wasser

Nieren

Wenn sich bei der Abfrage die Niere, die zum Wasserelement gehört, gemeldet hat, fragen Sie bitte nach den Emotionen, die zu diesem Organ einen Bezug haben.

Hat das Gefühl, das sich gemeldet hat, etwas mit Angst zu tun?

Wenn Sie eine Reaktion bekommen, fragen Sie bitte weiter:

Hat meine Angst etwas zu tun mit …

- Schuldgefühlen?
- Machtlosigkeit?
- Demoralisierung?
- Egoismus?
- Enttäuschung?
- dem Gefühl, jemand war brutal und ohne Mitleid?
- Schreck?
- Betroffenheit?
- „es geht mir an die Nieren"?

Bitte notieren Sie die Antworten.
Wenn das Thema „Angst" keine Reaktion gebracht hat, fragen Sie bitte die beiden weiteren Organe im Wasserelement (Blase und Geschlechtsorgane).

Blase/Geschlechtsorgane

Diese Organe liegen übereinander und müssen nicht separat befragt werden. Sie stehen für dieselben Emotionen.

> Hat das Gefühl, das ich gemeldet hat, etwas mit „sich schämen" zu tun?

Wenn Sie eine Reaktion bekommen, fragen Sie bitte weiter:

> Hat das Thema „sich schämen" etwas zu tun mit …
> - einem gelähmten Willen?
> - unerfüllter Liebessehnsucht?
> - sich verletzt fühlen?
> - Ungeduld?
> - Selbstmitleid?
> - der Angst, auf eigenen Füßen zu stehen?

Bitte notieren Sie die Reaktionen, die Sie bekommen haben.

Organe im Element Erde

Milz/Bauchspeicheldrüse

Wenn sich bei der Organabfrage die beiden Organe Milz/Bauchspeicheldrüse aus dem Erdelement gemeldet haben, fragen Sie bitte:

> Hat das Gefühl, das sich gemeldet hat, etwas mit niederem Selbstwertgefühl zu tun?

Bei einer positiven Antwort fragen Sie bitte weiter:

> Hat das niedere Selbstwertgefühl etwas zu tun mit …
> - Selbstbestrafung?
> - Abhängigkeit?
> - überbesorgt sein?
> - Leben durch andere?
> - nicht gut genug sein?
> - sich nicht abgrenzen können?
> - sich abgelehnt fühlen?
> - sich nicht trennen können?

Wenn Sie keine Reaktion bekommen haben, fragen Sie bitte das nächste Organ im Erdelement (den Magen) ab.

Magen

Den Magen können Sie mit folgender Formel abfragen:

Handelt es sich bei dem Gefühl, das sich gemeldet hat, um „nicht mögen" oder „nicht gemocht werden"?

Falls die Antwort „Ja" lautet, prüfen Sie bitte Folgendes:

Hat dieses Gefühl etwas zu tun mit …

- Machtlosigkeit?
- gebrochenem Willen?
- überlastet sein?
- überfordert sein?
- Groll?
- Hass?
- Lustlosigkeit?
- Abneigung?
- Besessenheit?
- etwas nicht verarbeiten oder „verdauen" können?
- dem Gefühl, etwas „liegt mir im Magen"?

Bitte notieren Sie die Antwort.

Organe im Element Metall

Lunge

Die Lunge gehört zum Metallelement. Wenn sich bei der Organabfrage die Lunge gemeldet hat, können Sie mit der Abfrage beginnen, ohne noch einmal die Hand auf die Lunge zu legen.

Handelt es sich bei dem Gefühl, das sich gemeldet hat, um chronischen Kummer?

Bei einer positiven Reaktion fragen Sie bitte weiter:

Hat dieser Kummer etwas zu tun mit …

- Trauer?
- Sehnsucht?
- mangelnder Lebenslust?
- sich unfrei fühlen?
- Enttäuschung?
- Verzweiflung?
- einer nicht bewältigten Trennung?
- „ich gehöre nicht hierher“?
- „alles ist verboten“?
- sich isoliert fühlen?
- dem Gefühl, keine Daseinsberechtigung zu haben?

Bitte notieren Sie die Antworten. Wenn Sie bei der Organabfrage keine Reaktion auf das Thema „chronischer Kummer“ bekommen haben, fragen Sie bitte das zweite Organ im Metallelement (den Dickdarm).

Dickdarm

Hat das Gefühl, das sich gemeldet hat, etwas mit dogmatischem Denken zu tun?

Bei einer positiven Reaktion fragen Sie bitte weiter:

Hat das dogmatische Denken etwas zu tun mit …
- Perfektionismus?
- überkritisch sein?
- kontrollierend sein?
- zwanghaft sein?
- pedantisch sein?
- zynisch sein?
- geizig sein?
- nicht loslassen können?
- besitzergreifend sein?

Wenn Sie zum Thema „dogmatisches Denken“ eine Reaktion bekommen haben, bitte notieren Sie diese.
Nach meiner Erfahrung kann es sich beim dogmatischen Denken auch darum handeln, dass Sie Konfliktsituationen erleben mussten, in denen eine andere Person dogmatisch war und Sie damit in eine Konfliktsituation gebracht wurden.

Bitte sehen Sie nun Ihre Notizen an und wiederholen Sie das Notierte laut. Zum Beispiel: „Mein unerlöster Konflikt hat etwas mit einer Wut zu tun, und diese Wut war gekoppelt mit mangelnder Anerkennung, Handlungsunfähigkeit und ‚sich übergangen fühlen‘.“

Altersabfrage

Im nächsten Schritt fragen Sie bitte Ihr System, zu welcher Zeit in Ihrem Leben der Konflikt, den Sie ausgetestet haben, ein Thema war:

Stammt dieser Konflikt aus der Zeit zwischen Konzeption und Geburt?

Wenn die Antwort „Ja“ ist, fragen Sie weiter und versuchen Sie herauszufinden, in welchem Monat der Schwangerschaft Ihrer Mutter der Konflikt stattfand. Zum Beispiel:

Kommt der Konflikt aus …

- dem ersten Drittel der Schwangerschaft?
- dem zweiten Drittel der Schwangerschaft?
- dem letzten Drittel der Schwangerschaft?

Wenn Sie eine Antwort bekommen haben, bitte notieren Sie diese. Sie müssen jetzt nicht weiterfragen. Wenn Ihr System noch nicht geantwortet hat, fragen Sie bitte weiter:

Kommt dieser Konflikt aus der Zeit zwischen Geburt und zehn Jahren?

Wenn ja, bitte fragen Sie weiter:

Kommt dieser Konflikt aus der Zeit zwischen Geburt und fünf Jahren?

Wenn ja, eruieren Sie das genaue Jahr:

War der Konflikt ein Thema mit 1? 2? 3? 4? 5?

Wenn die Antwort „Nein“ ist, fragen Sie bitte weiter:

War der Konflikt ein Thema mit 6? 7? 8? 9? 10?

Falls Sie auf die Frage nach dem ersten Jahrzehnt eine positive Reaktion erfahren haben, müssten Ihnen nun eine genaue Antwort vorliegen. Bitte notieren Sie diese.
Wenn Sie noch keine Antwort bekommen haben, fragen Sie weiter, bis Sie genau wissen, wie alt Sie waren, als sich dieser Konflikt einprägte. Zum Beispiel:

Kommt der Konflikt aus der Zeit zwischen zehn und 20 Jahren?

Bei „Ja“ fragen Sie:

War das zwischen zehn und 15 Jahren?

Bei „Nein“:

War das zwischen 15 und 20 Jahren?

Bitte notieren Sie alles, was Sie bisher herausgefunden haben.

Abfrage der Begleitumstände

Wenn Sie nun wissen, welche Parameter auf einen Konflikt hinweisen und in welchem Alter dieser ein Thema war, versuchen Sie sich bitte zu erinnern, was damals passiert ist.
Wenn Sie sich nicht erinnern können, fragen Sie bitte weiter:

Hat dieser Konflikt damals mit einer bestimmten Person zu tun gehabt?

Wenn die Antwort „Ja" ist, fragen Sie bitte weiter, ob die Person männlich oder weiblich war.
Nun haben Sie eine neue Antwort. Bitte notieren Sie diese und denken Sie nach, was damals war. Sie haben nun schon relativ viele Anhaltspunkte.
Wenn Sie sich noch immer nicht erinnern können, fragen Sie bitte weiter nach verschiedenen Personen, die sich im entsprechenden Alter in Ihrem Umfeld befanden: Vater, Mutter, Schwester, Bruder, Onkel, Tante, Großmutter, Großvater, Freund, Freundin, Lehrer, Lehrerin, Mitarbeiter etc., etc.
Ein Trick, falls der Konflikt aus der Kindheit stammt und Sie einfach nicht dahinterkommen: Fragen Sie doch, ob es einen ähnlichen Konflikt später in Ihrem Leben nochmals gab.
Bei einer positiven Antwort müssen Sie die Altersabfrage von vorne beginnen. Oft erlebt man ähnliche Konflikte immer wieder im Leben, die sogenannten „Muster", und vielleicht gibt es eine spätere Situation mit ähnlichen Gefühlen, an die Sie sich erinnern werden.

Bei einer negativen Antwort fragen Sie bitte weiter:

Hat dieser Konflikt damals, als eine männliche bzw. weibliche Person involviert war und ich verärgert, gekränkt, traurig, wütend, erniedrigt etc. war, etwas mit einem speziellen Ereignis zu tun?

Ganz wichtig ist hier, dass Sie sich nicht scheuen zu fragen, zu fragen und abermals zu fragen, auch wenn Ihnen Ihre Fragen lächerlich vorkommen. Irgendwann fällt sicherlich das richtige Wort, das wie ein Schlüssel die Blockade zu Ihrem Unterbewusstsein öffnet, und Sie werden genau wissen, was es ist, das gelöst werden möchte.
Oft kommt es vor, dass ein Konflikt an die Oberfläche kommt und ein Klient meint, das wäre doch gar nicht so schlimm gewesen, oder er ist ohnehin froh, dass es so und nicht anders gekommen ist. Sollte auch bei Ihnen eine Geschichte hochkommen, die Sie nicht mehr als wichtig empfinden, so lassen Sie sich nicht in die Falle locken. *Damals* war es schwer für Sie und deshalb modert diese Situation immer noch vor sich hin.

Schritt 4: Entkoppeln des Konflikts

Wenn Sie bisher erfolgreich waren, haben Sie Ihre Sache sehr gut gemacht. Wenn es Ihnen noch nicht gelungen ist, die geeigneten Antworten zu bekommen, die Sie zur Entkoppelung benötigen, haben Sie es ebenso gut gemacht. Aber wahrscheinlich möchte Ihr Unterbewusstsein einfach, dass Sie sich noch länger damit beschäftigen. Auch *Sie* werden zum Ziel kommen.
Wenn nun die Kriterien für die Entkoppelung erfüllt sind –

Gefühlsinhalt, Zeitpunkt und Umstände –, kann man den unerlösten seelischen Konflikt befreien.

Entkoppelungstechniken

Viele der modernen Behandlungsmethoden von ungelösten seelischen Konflikten sind in der Lage, eine Verbesserung hervorzurufen. Jedoch fanden die Psychologen Roger Callahan, Francine Shapiro und der Chiropraktiker Scott Walker heraus, dass diese Behandlungserfolge oft nicht anhaltend sind. Diese Beobachtungen stimmen mit jenen von Dr. Klinghardt überein, daher beruht die Entkoppelungsmethode, die wir in der Psychokinesiologie verwenden, auf einer Verschmelzung der Methoden von Callahan, Shapiro, Walker und Klinghardt.
Das Prinzip der Entkoppelungstechnik stammt aus der Verhaltenstherapie, die auf den wissenschaftlichen Arbeiten des russischen Forschers Iwan Petrowitsch Pawlow basiert.
Pawlow hatte bei Zwingerhunden, die regelmäßig von ihren Besitzern gefüttert wurden, beobachtet, dass nach einiger Zeit bereits dann deren Speichelfluss aktiviert wurde, wenn sie die Schritte der Hundebesitzer hörten, obwohl ihnen noch gar kein Futter vorgesetzt wurde. Demnach brachten die Hunde das akustische Signal „Schritte" mit dem Signal „Fressen" in Verbindung.
1905 machte Pawlow das berühmte Experiment, das ihm später den Nobelpreis einbrachte, nämlich dass Hunde auch auf einen Glockenton mit Speichelfluss reagierten, wenn sie diesen Ton mit Futter in Verbindung brachten, also darauf „konditioniert" wurden. Dieses Phänomen nennt man einen „konditionierten Reflex" oder „koppeln", weil sich Synapsen im Gehirn verbinden, um das Erlernte festzuhalten. Später entwickelte Pawlow Techniken, um diese konditionierten Reaktionen wieder zu löschen oder zu entkoppeln.
Im Übrigen war es auch Pawlow, der den „Placebo-Effekt"

entdeckte. Bei einem Experiment 1927 bemerkte er, dass sich ein Hund jedes Mal nach einer Morphiumspritze übergab. Als er dann das Morphium im Laufe des Experiments durch eine Kochsalzlösung, die normalerweise nebenwirkungsfrei ist, ersetzte, übergab sich der Hund immer noch.

Es gibt verschiedene Techniken, um ungelöste seelische Konflikte zu entkoppeln. Roger Callahan entwickelte dafür Anfang der 80er-Jahre die Meridianklopfmethode namens EFT (Emotional Freedom Technique), nachdem er durch Zufall erlebte, wie er eine seiner Patientinnen von einer Wasserphobie heilte, indem er Akupunkturpunkte unter ihren Augen beklopfte.

Francine Shapiro entdeckte 1987 den entlastenden Effekt von Augenbewegungen nach traumatischen Ereignissen. Auch in der Psychokinesiologie verwenden wir die Augenbewegungsmethode zum Entkoppeln.

Scott Walker manipuliert zur Entkoppelung spezifische Wirbelkörper entlang der Wirbelsäule, während sein Klient versucht, sich nochmals in die Konfliktsituation hineinzufühlen. Auch allergische Symptome können mit dieser Methode gut behandelt werden. Allerdings wiederum nur die Symptome. Bei dieser Behandlung wird jedes einzelne Allergen separat auf den Körper gelegt und die Wirbel beklopft. Bei jedem einzelnen Allergen sind hier nicht nur die Hauptallergene gemeint, sondern alles, was Symptome hervorrufen könnte: alle Gräser, alle Pollen, alle Tierhaare, Hausstaubmilben, alle Lebensmittel etc., etc. Die Symptombekämpfung scheint tatsächlich zu funktionieren, wenn man bei jeder Sitzung ein einzelnes Allergen behandelt. Allerdings scheint es auch so, dass das Unterbewusstsein sich nur immer kurzfristig beruhigen lässt, denn immer wieder landen Klienten beim Psychokinesiologen, weil die Allergien trotz Klopfakupressur immer wieder aufscheinen, und zwar auf einer anderen Ebene. Deshalb wird bei uns die Klopfakupressur immer mit einer psychokinesiologischen Behandlung „gekoppelt", um auch wirkungsvoll entkoppeln zu können. Anstatt der Klopfakupressur kann auch die Augenbewegungsmethode angewendet werden und sie ist ebenfalls ein integrierter Bestandteil der Psychokinesiologie. Beide Methoden haben dieselbe Wirkung und meistens kann der konditionierte Reflex bleibend entkoppelt werden.

Bei der Selbstbehandlung ist die Klopfakupressurtechnik die am besten geeignete Methode. Sie ist schnell erlernbar und kann in jeder Stresssituation immer und überall erfolgreich angewendet werden. Also: genug Theorie und auf zur Praxis!
Bei der Klopfakupressur werden verschiedene Punkte am Kopf beklopft: jeweils ein Punkt in der Mitte der Augenbrauen und die Scheitelpunkte. Wichtig ist dabei, dass alle Punkte *gleichzeitig* stimuliert werden.

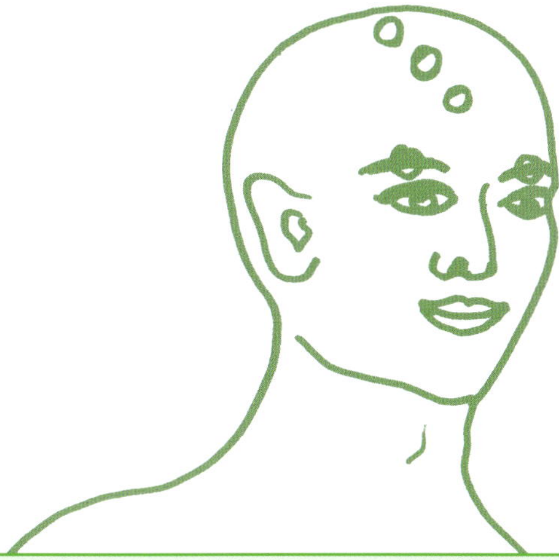

1. Um sicherzugehen, dass Sie die richtigen Punkte am Scheitel finden, verwenden Sie einfach vier bis fünf Finger einer Hand und klopfen rhythmisch, ca. ein bis zwei Schläge pro Sekunde, auf den Scheitel. Bitte sanft! Das Klopfen darf auf keinen Fall unangenehm sein.
2. Mit Daumen und Mittelfinger der anderen Hand beklopfen Sie auch *gleichzeitig* die beiden Punkte in der Mitte beider Augenbrauen. Also: Alle Punkte müssen gleichzeitig beklopft werden.
3. Jeder dritte Klopfer sollte betont werden, sodass ein Walzer-Rhythmus entsteht. Bitte üben Sie diesen Klopfrhythmus, vielleicht sogar vor dem Spiegel, sodass Sie ihn während der Selbstbehandlung so gut im Griff haben, dass Sie sich auf das Wesentliche konzentrieren können.

Entkoppelung durch Klopfakupressur

Für die Entkoppelung des Allergens benötigen wir vier Behandlungs- bzw. Dialogrunden. In den ersten beiden Runden fragen Sie Ihre Organe bitte ab wie beschrieben. Ab der dritten Runde ist es notwendig, ununterbrochen mit dem Allergen in Hautkontakt zu sein. Das heißt, während der gesamten dritten und vierten Runde darf das Allergen Ihr System nicht verlassen.
Diese vier Runden benötigen Zeit und Ruhe. Der erfahrene Kinesiologe benötigt bis zu zwei Stunden dafür. Also lassen Sie sich bitte Zeit.

Runde 1

Sobald Sie firm im „Klopfen" sind, können Sie entkoppeln – also endlich Ihre Allergie behandeln. Dazu sind drei Faktoren notwendig. In Kurzfassung:

1. Zur Entkoppelung der Konflikte brauchen Sie Zeit, und zwar ungefähr zwei Stunden, ohne Unterbrechung.
2. Der unerlöste seelische Konflikt, um den es sich handelt – Sie haben ihn ja bereits herausgefunden –, wird aktiviert.
3. Die Akupressurpunkte werden so lange beklopft, bis sich der Konflikt gelöst hat.

Und so machen Sie es im Detail:
Bitte nehmen Sie eine bequeme Position ein. Nun holen Sie sich die Emotion von damals, in dem Alter, das Sie getestet haben. Sie haben ja die zutreffenden Gefühle aus folgender Liste notiert:

- sich verloren und einsam fühlen
- plötzlicher Schock
- Freudlosigkeit
- Erniedrigung
- Wut
- Ablehnung
- niederes Selbstwertgefühl
- nicht mögen
- Angst
- sich schämen
- chronischer Kummer
- dogmatisches Denken

Sobald Sie das Gefühl haben, dass die Emotion von damals ultimativ aktiviert ist, beklopfen Sie die Punkte so lange, bis sich die Emotion aufgelöst hat bzw. Sie nicht mehr gut dabeibleiben können. Für gewöhnlich dauert der Entkoppelungsvorgang nicht länger als 33 Sekunden. Wenn Sie das Gefühl haben, die Hände werden schon schwer vom Klopfen, das Gefühl aber immer noch präsent ist, machen Sie eine kurze Pause und wiederholen Sie den Vorgang.
Sobald dieser Konflikt entkoppelt ist, sind Sie bereit für die nächste Runde – die zweite von vier.

Runde 2

Wiederholen Sie denselben Vorgang noch einmal. Fragen Sie Ihre Organe nach gespeicherten Konflikten. Wie vorher beginnen wir wieder mit dem obersten Organ und arbeiten den Körper von oben nach unten durch. Bitte vergessen Sie nicht, die Antworten zu notieren. Verlassen Sie sich nicht darauf, dass Sie

sich bei der Entkoppelung erinnern werden. Beim Entkoppeln sollten Sie keine Zeit damit verschwenden, nachzudenken, welche Emotionen sich tatsächlich gemeldet haben.
Damit Sie nicht zurückblättern müssen, um die entsprechenden Seiten zu finden, wiederhole ich gerne nochmals die Gefühlsmandala.

Schilddrüse – Erniedrigung

- Unentschlossenheit
- sich von anderen ausgeschlossen fühlen
- „nie ich"
- gehemmt sein
- aufgeben
- anschuldigend
- kein Recht auf Selbstausdruck und Erfolg
- „keiner hört mir zu"
- Hoffnungslosigkeit
- Verleugnen

Im Falle, dass die Schilddrüse angesprochen hat, aber das Gefühl Erniedrigung nicht zutrifft, fragen Sie nach den anderen Emotionen im Feuerzeichen:

> Handelt es sich um „sich verloren und einsam fühlen"?

Wenn die Antwort „Ja" ist, dann hat sich das Hauptgefühl des Dünndarms gemeldet, also fragen Sie die Untergefühle des Dünndarms ab:

Dünndarm – sich verloren und einsam fühlen

- sich verlassen fühlen
- sich verstoßen fühlen
- sich vernachlässigt fühlen
- Mangel an Geborgenheit
- Mangel an Nähe
- Mangel an mütterlicher Wärme
- Mangel an Kontakt
- Unsicherheit
- Liebesentzug
- dunkles Geheimnis

Wenn die Antwort „Nein" ist, fragen Sie bitte nach den Gefühlen des nächsten Organs im selben Zeichen, dem emotionellen Herzen mit dem Hauptgefühl „plötzlicher Schock". Wenn Sie zu diesem Gefühl eine positive Antwort bekommen, fragen Sie bitte weiter nach den Untergefühlen:

Emotionelles Herz – plötzlicher Schock

- gebrochenes Vertrauen
- enttäuschte Liebe
- Liebessehnsucht
- keine Selbstliebe
- Verletztheit
- vorenthaltene Liebe
- nicht liebenswert sein
- Traurigkeit

Wenn die Antwort „Nein" ist, fragen Sie bitte nach den Gefühlen des nächsten Organs im selben Zeichen, dem physischen Herzen mit dem Hauptgefühl Freudlosigkeit. Wenn Sie eine positive Antwort bekommen, fragen Sie bitte weiter nach den Untergefühlen:

Physisches Herz – Freudlosigkeit

- Angst vor Freude
- Hartherzigkeit
- sich ausgenutzt fühlen
- Selbstschutz
- sich eingeengt fühlen
- ideenlos sein
- bürokratisch sein
- stur und unnachgiebig sein
- Geld- und Machtgier

Sicher haben Sie jetzt eine Antwort und kennen auch schon den nächsten Schritt, das Entkoppeln.

Wenn sich aber bei der Erstabfrage die Schilddrüse nicht gemeldet hat, befragen Sie bitte als nächstes Organ die Lunge. Wenn die Lunge eine Antwort gibt, fragen Sie bitte nach dem Hauptgefühl „chronischer Kummer". Wenn dieses Gefühl Stress auslöst, fragen Sie bitte die Untergefühle ab:

Lunge – chronischer Kummer

- Trauer
- Sehnsucht
- keine Lebenslust
- unfrei sein
- enttäuscht sein
- verzweifelt sein
- nicht bewältigte Trennung
- „ich gehöre nicht hierher"
- „alles ist verboten"
- isoliert sein
- keine Daseinsberechtigung haben

Wenn sich das Hauptgefühl der Lunge nicht gemeldet hat, fragen Sie gleich weiter nach dem Hauptgefühl des zweiten Organs im Metallelement, dem Dickdarm, mit dem Hauptgefühl „dogmatisches Denken“. Wenn Sie eine positive Antwort bekommen, fragen Sie bitte weiter:

Dickdarm – dogmatisches Denken

- perfektionistisch sein
- überkritisch sein
- kontrollierend sein
- zwanghaft sein
- pedantisch sein
- zynisch sein
- geizig sein
- nicht loslassen können
- besitzergreifend sein

Wenn es nicht die Lunge war, die in dieser Runde positiv getestet wurde, testen Sie als nächstes Organ das physische Herz. Wenn es anspricht, fragen Sie die Untergefühle ab, bis Sie Ihre Antwort haben.
Wenn es nicht das physische Herz war, das getestet hat, fragen Sie als nächstes Organ das emotionelle Herz. Wenn es testet, fragen Sie die Untergefühle ab, bis Sie Ihre Antwort haben.
Wenn es nicht das emotionelle Herz war, das auf einen Konflikt hinwies, fragen Sie als nächstes Organ den Magen mit dem Hauptgefühl „nicht mögen“. Wenn Sie eine positive Antwort bekommen, fragen Sie weiter:

Magen – nicht mögen

- Machtlosigkeit
- gebrochener Wille
- überlastet sein
- überfordert sein
- Groll
- Hass
- Lustlosigkeit
- Abneigung
- Besessenheit
- etwas nicht verarbeiten können

Wenn Sie Ihre Antwort haben, bitte notieren Sie diese. Wenn der Magen zwar getestet hat, nicht aber das Hauptgefühl „nicht mögen", fragen Sie das Hauptgefühl der beiden anderen Organe im Erdelement, Milz/Bauchspeicheldrüse, nämlich „niederes Selbstwertgefühl":

Milz/Bauchspeicheldrüse – niederes Selbstwertgefühl

- Selbstbestrafung
- Abhängigkeit
- Überbesorgtheit
- Leben durch andere
- nicht gut genug sein
- sich nicht abgrenzen können
- sich abgelehnt fühlen
- sich nicht trennen können

Bitte notieren Sie die Antworten, die Sie bekommen haben.

Wenn sich nach der Abtastung von Schilddrüse, Lunge, physischem Herz, emotionellem Herz, Magen und Milz/Bauchspeicheldrüse noch kein Organ gemeldet hat, üben Sie bitte einen leichten Druck auf die Leber-Galle-Region aus. Wenn der Test positiv ausfällt, fragen Sie bitte nach dem Hauptgefühl Wut. Wenn Sie darauf eine Reaktion bekommen, fragen Sie bitte die Untergefühle der Leber ab:

Leber – Wut

- Ärger
- Unzufriedenheit
- Handlungsunfähigkeit
- mangelnde Anerkennung
- sich übergangen fühlen
- Nörgeln
- Unnachgiebigkeit
- Selbsthass
- Verzweiflung

Wenn Sie eine Antwort haben, notieren Sie diese bitte. Wenn die Wut nicht ausgetestet werden konnte, fragen Sie bitte nach dem Hauptgefühl der Gallenblase, nach Ablehnung. Wenn sich Ablehnung als Ihr Gefühl bestätigt, fragen Sie bitte weiter:

Gallenblase – Ablehnung

- Verbitterung
- Verurteilen anderer
- Selbstmitleid
- Gefühl der Zweitrangigkeit
- nachtragend sein
- entscheidungsunfähig sein
- unfähig sein, für sich selbst einzustehen
- Opferhaltung
- Manipulation
- falscher Stolz

Wenn Sie nun Ihre Antworten haben, bitte notieren Sie diese.

Wenn sich noch kein Organ gemeldet hat, üben Sie nun einen leichten Druck auf Ihre Nieren aus. Testen Sie beide Nieren. Sollte der Test positiv ausfallen, fragen Sie bitte nach dem Hauptgefühl der Niere – Angst. Wenn es die Angst ist, die sich gemeldet hat, fragen Sie bitte die Untergefühle der Niere ab:

Niere – Angst

- Schuldgefühle
- Machtlosigkeit
- Demoralisierung
- Egoismus
- Enttäuschung
- Brutalität und Mitleidlosigkeit
- Erschrockenheit
- Betroffenheit
- „es geht mir an die Nieren"

Wenn Sie Ihre Antworten gefunden haben, notieren Sie diese bitte. Wenn Sie aber noch nach einer Antwort suchen, fragen Sie bitte nach dem Hauptgefühl der Nachbarorgane der Nieren, nämlich der Blase bzw. den Geschlechtsorganen. Es handelt sich dabei um das Gefühl „sich schämen". Wenn Sie jetzt eine positive Antwort bekommen haben, fragen Sie bitte weiter:

Blase/Geschlechtsorgane – sich schämen

- gelähmter Wille
- unerfüllte Liebessehnsucht
- sich verletzt fühlen
- Ungeduld
- Selbstmitleid
- Angst, auf eigenen Füßen zu stehen
- beleidigt sein

Wenn Sie nun eine Antwort haben, notieren Sie diese bitte. Wenn Sie noch kein Organ gefunden haben, das positiv getestet hat, bitte tasten Sie als nächstes Organ den Dünndarm ab. Wenn der Test positiv ausfällt, fragen Sie bitte nach dem Hauptgefühl „sich verloren und einsam fühlen". Wenn auch dieses testet, fragen Sie nach den Untergefühlen des Dünndarms. Sie müssen nicht weit zurückblättern, um diese zu finden.
Sollten Sie noch keine Antwort bekommen haben, fragen Sie nach den Gefühlen der anderen Organe im Feuerzeichen, bis Sie eine Antwort erhalten. Das sind:

- Plötzlicher Schock (Emotionelles Herz)
- Freudlosigkeit (Physisches Herz)
- Erniedrigung (Schilddrüse)

Sobald sich das Hauptgefühl gemeldet hat, bitte fragen Sie nach den Untergefühlen und notieren diese.
Im Falle, dass sich bisher weder Schilddrüse noch Lunge, Herz, Milz/Bauchspeicheldrüse, Leber/Galle, Magen und Dünndarm gemeldet haben, üben Sie bitte leichten Druck mit der Handkante auf den Dickdarm aus (zwei Fingerbreit links und rechts vom Nabel). Wenn sich das Organ meldet, fragen Sie bitte nach dem Hauptgefühl „dogmatisches Denken". Bei einer positiven Antwort erfragen Sie bitte die Untergefühle des Dickdarms. Wenn Sie auf die Frage nach dogmatischem Denken keine Antwort bekommen haben, bleiben nur mehr Blase/Geschlechtsorgane mit dem Hauptgefühl „sich schämen". Wenn sich „sich schämen" als Hauptgefühl meldet, fragen Sie bitte die Untergefühle ab.
Nun wissen Sie, welche Konflikte Ihr Unterbewusstsein loswerden möchte. Ziehen Sie bitte keine voreiligen Schlüsse, sondern fragen Sie nun nach dem Alter, in dem die belastende Situation ein Thema war.

Fand dieser Konflikt in der Zeit zwischen Konzeption und Geburt statt?

Wenn Sie hier eine positive Antwort bekommen, war es wahrscheinlich nicht Ihr eigenes Gefühl, sondern Sie haben es von jemandem übernommen. Hier ist es wichtig herauszufinden, von wem. Mutter? Vater? Bruder? Schwester? Wenn Sie keine Antwort bekommen, fragen Sie bitte, ob es dieses Gefühl auch noch später in Ihrem Leben gegeben hat. Für gewöhnlich werden Sie hier ein „Ja“ bekommen und können dann weiter fragen.

Wenn die Antwort negativ war, fragen Sie bitte weiter:

Fand dieser Konflikt während der Geburt statt?

Im Falle, dass Sie hier ein „Ja“ bekommen, ist zu hoffen, dass Ihre Mutter etwas über Ihre Geburt erzählt hat. Wenn Sie eine schwierige Geburt hatten und Sie wissen, was die Schwierigkeit war, so können Sie diesen Konflikt entkoppeln. Wenn Sie keine Antwort wissen, fragen Sie bitte auch hier, ob es ein ähnliches Gefühl noch später in Ihrem Leben gegeben hat und wann.

Die nächsten Fragen gelten auch, wenn es bislang noch keine positive Antwort gegeben hat:

- Fand der Konflikt zwischen Geburt und fünf Jahren statt?
- … zwischen fünf und zehn Jahren?
- … zwischen zehn und 20 Jahren?
- usw.

Sobald Sie wissen, um welche Zeitspanne es sich handelt, können Sie genauer nachfragen, bis Sie das genaue Alter wissen. Sie können sogar *ganz* genau erfahren, um welchen Zeitpunkt es sich handelt. Wenn Sie genaue Angaben brauchen, um sich zu erinnern, um welches Ereignis es sich handelt, können Sie fragen:

War es …
- im Winter?
- im Frühling?
- im Sommer?
- im Herbst?
- im Januar?
- im Februar?
- im März?
- usw.

Wenn Sie nun ziemlich genaue Angaben haben, aber das Schlüsselwort noch nicht gefallen ist, fragen Sie bitte weiter:

- Hat dieser Konflikt etwas mit einer speziellen Person zu tun?
- Hat er etwas mit einer weiblichen Person zu tun?
- Hat er etwas mit einer männlichen Person zu tun?
- Hat er etwas mit einer Situation zu tun?
- Hat er etwas mit einem speziellen Ort zu tun?

Fragen Sie so lange, bis das Aha-Erlebnis kommt und Sie wissen, um welche Situation es sich handelt.
Nun können Sie entkoppeln.
Zur Erinnerung: Punkte am Schädel müssen im Walzertakt sanft beklopft werden. Die Punkte auf der Scheitellinie und die beiden Punkte jeweils in der Mitte der Augenbrauen. Bitte klopfen Sie jedenfalls 33 Sekunden. Wenn sich der Konflikt noch nicht gelöst hat, klopfen Sie bitte weiter, bis Sie die Entspannung spüren können.

Nun haben Sie harte Arbeit geleistet. Aber die Allergiebehandlung ist erst halb vorbei. Bitte machen Sie eine kleine Pause und entspannen Sie sich. Sie sind jetzt zwar schon etwas erleichtert, haben einen kleinen Teil von dem Beschwerlichen loslassen können. Jedoch ist die Allergie noch nicht behandelt. Dies geschieht im nächsten Schritt.

Runde 3

Sobald Sie wieder bei Kräften sind, nehmen Sie bitte Ihr Hauptallergen und befestigen es so an Ihrem Körper, dass es in der Nähe des Nabels Ihre Haut berührt. Für die weiteren Schritte benötigen Sie Ihre Hände, deshalb können Sie das Allergen nicht gefasst halten. Ein guter Platz, um das Allergen am Körper festzuhalten, ist der Hosen- oder Rockbund.
Wenn wir vom Schaukeltest ausgehen – jede andere Selbsttestmethode funktioniert natürlich ebenso –, sollte das Allergen jetzt Ihren Körper entweder nach vorne oder nach hinten schaukeln lassen, je nachdem, was für Sie „Stress" bedeutet.
Während jetzt das Allergen Stress auf Ihr System ausübt, berühren Sie bitte Ihre Organe, wie Sie das schon in den vorangegangenen Schritten gemacht haben. Da wir bei dieser Runde von einer Stresssituation ausgehen – das stressauslösende Allergen ist ja im Moment mit Ihrem System verbunden –, suchen wir nun nach einem Organ, bei dem sich der Test „umdreht". Das erste Organ, das Sie in Ihre ursprüngliche Position – die neutrale Position – zurückbringt, ist also das Organ, das wir in dieser Runde suchen.
Bitte gehen Sie in dieser Reihenfolge die Organe durch:

1. Schilddrüse
2. Lunge
3. physisches Herz
4. emotionelles Herz
5. Magen
6. Milz/Bauchspeicheldrüse
7. Leber/Galle
8. Nieren
9. Dünndarm
10. Dickdarm
11. Blase/Geschlechtsorgane

Sobald sich der Test „umgedreht" hat, Sie also in die neutrale Position zurückgeschaukelt sind, während Ihre Hand leichten Druck auf eines der Organe ausgeübt hat, machen Sie bitte Folgendes:

1. Schließen Sie Ihre Augen.
2. Streichen Sie mit Ihrem Daumen senkrecht über Ihre Stirn zwischen Nasenwurzel und Haaransatz (so, als würden Sie sich den senkrechten Teil eines Kreuzes auf die Stirn malen, jedoch von unten nach oben).
3. Nun machen Sie dasselbe mit offenen Augen.

Nun sollte das Allergen keinen Stress mehr anzeigen, weil wir in Ihr System den „Gegenstress", nämlich die Eigenschaft jenes Organs, das den Test „umgedreht" hat, eingespeichert haben. Das heißt aber nicht, dass das Allergen keinen Stress mehr macht. Wir haben Ihr System nur umgepolt, damit es für Sie einfacher ist, die weiteren Antworten zu interpretieren.

Runde 4

Jetzt können Sie mit der nächsten, also der vierten Runde der Allergieentkoppelung beginnen. Dies ist die Runde, in der dem Allergen endgültig der Kampf angesagt wird.
Sie haben die dritte Runde gut überstanden. Bitte gehen Sie in der vierten Runde genauso vor wie in der dritten. Das Allergen sollte während der gesamten Behandlung in Hautkontakt mit Ihrem Körper bleiben. Also testen Sie nun wieder die Organe durch.
Um Ihnen die Mühe zu ersparen, im Buch vor- und zurückzublättern, werden wir den Vorgang gemeinsam in etwas vereinfachter Form ausführen. Bitte testen Sie nach nachfolgendem Muster und notieren Sie sich das Erfahrene, um möglichst viele Anhaltspunkte für Ihre einstweilen noch unerlösten seelischen Konflikte festzulegen.
Obwohl unten nur Schlagwörter angeführt stehen, stellen Sie bitte immer eine ausführliche Frage, zum Beispiel:

- Hat meine Erniedrigung etwas mit einer Unentschlossenheit zu tun?
- Hat meine Erniedrigung etwas mit dem Gefühl, von anderen ausgeschlossen zu sein, zu tun?
- Geht es bei meiner Erniedrigung um das Gefühl „nie ich“?

Schilddrüse – Erniedrigung

- Unentschlossenheit
- ausgeschlossen sein
- „nie ich“
- gehemmt sein
- Aufgeben
- Anschuldigung
- kein Recht auf Selbstausdruck und Erfolg
- „keiner hört mir zu“
- Hoffnungslosigkeit
- Verleugnen

Lunge – chronischer Kummer

- Trauer
- Sehnsucht
- keine Lebenslust
- Unfreiheit
- Enttäuschung
- Verzweiflung
- nicht bewältigte Trennung
- „ich gehöre nicht hierher“
- „alles ist verboten“
- Isolation
- keine Daseinsberechtigung

Physisches Herz – Freudlosigkeit

- Angst vor Freude
- Hartherzigkeit
- sich ausgenutzt fühlen
- Selbstschutz
- eingeengt sein
- ideenlos sein
- bürokratisch sein

- stur und unnachgiebig sein
- Geld- und Machtgier

Emotionelles Herz – plötzlicher Schock

- gebrochenes Vertrauen
- enttäuschte Liebe
- Liebessehnsucht
- keine Selbstliebe
- Verletztheit
- vorenthaltene Liebe
- nicht liebenswert sein
- Traurigkeit

Milz/Bauchspeicheldrüse – niederes Selbstwertgefühl

- Selbstbestrafung
- Abhängigkeit
- überbesorgt sein
- Leben durch andere
- nicht gut genug sein
- sich nicht abgrenzen können
- sich abgelehnt fühlen
- sich nicht trennen können

Leber – Wut

- Ärger
- Unzufriedenheit
- Handlungsunfähigkeit
- mangelnde Anerkennung
- sich übergangen fühlen
- Nörgeln
- Unnachgiebigkeit
- Selbsthass
- Verzweiflung

Galle – Ablehnung

- Verbitterung
- Verurteilen anderer
- Selbstmitleid
- Zweitrangigkeit
- nachtragend sein
- Unfähigkeit, sich zu entscheiden
- Unfähigkeit, für sich selbst einzustehen
- Opferhaltung
- Manipulation
- falscher Stolz

Magen – nicht mögen

- Machtlosigkeit
- gebrochener Wille
- Überlastung
- Überforderung
- Groll
- Hass
- Lustlosigkeit
- Abneigung
- Besessenheit
- etwas nicht verarbeiten können

Niere – Angst

- Schuldgefühle
- Machtlosigkeit
- Demoralisierung
- Egoismus
- Enttäuschung
- Brutalität und Mitleidlosigkeit
- Erschrockenheit
- Betroffenheit

Blase/Geschlechtsorgane – sich schämen

- gelähmter Wille
- unerfüllte Liebessehnsucht
- Verletztheit
- Ungeduld
- Selbstmitleid
- Angst, auf eigenen Füßen zu stehen
- beleidigt sein

Hoffentlich haben Sie alle Antworten notiert. Nun können Sie das Alter, in dem der Konflikt ein Thema war, abfragen. Wenn Sie beispielsweise eine positive Antwort auf „zwischen Geburt und zehn Jahren" bekommen, engen Sie die Frage ein, bis Sie das genaue Alter erfahren haben.
Sobald Sie die Antwort haben, denken Sie bitte nach, was der Konflikt, den Sie in einem bestimmten Alter ausgetestet haben, gewesen sein könnte. Wenn Ihnen nichts einfällt, fragen Sie bitte weiter. Zum Beispiel:

Hat der Konflikt etwas zu tun mit …

- einer bestimmten Person? Einer männlichen/weiblichen?
- einem speziellen Thema?
- einem speziellen Ort?

Sie werden das Schlüsselwort, das zum Versteck in Ihrem Unterbewusstsein führt, sicherlich finden.

Jetzt können Sie wieder entkoppeln. Sie erinnern sich? Die bekannten Akupunkturpunkte müssen im Walzertakt gleichzeitig „beklopft" werden. Die Punkte am Scheitel und die beiden Punkte in Augenbrauenmitte. Bitte klopfen Sie mit Daumen und Mittelfinger einer Hand die Punkte auf den Brauen und mit allen Fingern der anderen Hand die Punkte am Scheitel

ca. 33 Sekunden. Sollte sich der Konflikt innerhalb dieser Zeitspanne nicht gelöst haben – man merkt es daran, dass man das Gefühl nicht halten kann –, wiederholen Sie bitte den Vorgang so lange, bis der Konflikt entkoppelt ist.
Bitte vergessen Sie nicht, dass das Allergen immer in direktem Hautkontakt mit Ihnen stehen muss, bis die Selbstbehandlung beendet ist.

Umprogrammieren einschränkender Glaubenssätze

Jetzt gibt es noch einiges zu tun. Keine Bange – es geht hierbei um keine so langwierigen Prozesse wie gerade.

1. Ruhen Sie sich eine Weile aus. Sie haben harte Arbeit geleistet.
2. Versuchen Sie herauszufinden, welche einschränkenden Glaubenssätze mit Ihren entkoppelten Konflikten in Verbindung stehen und „gelöscht" werden sollten.
3. Machen Sie einen befreienden, positiven Satz aus dem einschränkenden und wenden Sie wiederum die Klopfakupressurmethode an, um den „Fehler" in Ihrem System zu korrigieren.

Beispiel: Der negative Glaubenssatz „Ich mache immer denselben Fehler" kann mit dem positiven Glaubenssatz „Obwohl ich Fehler mache, bin ich gut genug, so wie ich bin" befreit werden.

Um einschränkende Glaubenssätze zu löschen, muss der befreiende Glaubenssatz auf den Akupunkturpunkt Dünndarm 3 „eingeklopft" werden. Dieser Punkt befindet sich auf der Handkante bei der kleinen Fingerwurzel.

1. Bilden Sie mit beiden Händen je eine Faust und klopfen Sie beide Fäuste aneinander, sodass sich die kleinen Finger berühren.
2. Während Sie die Fäuste (nicht zu hart) im Walzertakt aneinanderklopfen, sprechen Sie den befreienden Satz ca. zehn Mal aus.

Sie können alternativ auch die schon bekannten Klopfakupressurpunkte am Kopf beklopfen, wenn Ihnen diese Methode angenehmer erscheint.

Hier noch einige Beispiele für befreiende Glaubenssätze:

- Ich bin liebenswert.
- Ich darf es mir leichter machen.
- Ich darf stolz sein.
- Ich akzeptiere mich so, wie ich bin.
- Ich bin wichtig und liebenswert.
- Ich habe das Recht, geliebt zu werden.
- Ich darf wieder gesund werden.
- Ich darf mir Zeit für mich nehmen.
- Ich habe die gleichen Rechte wie alle anderen.
- Ich akzeptiere meine Mitmenschen so, wie sie sind.
- Ich habe das Recht, akzeptiert zu werden, so wie ich bin.

Schritt 5: Abschließende Karenz

Nun kommen wir zum letzten Punkt der Allergiebehandlung: Bitte vermeiden Sie das Allergen noch zwei Tage, dann testen Sie es nach. Es *sollte* keinen Stress mehr anzeigen. Nun können Sie langsam beginnen, das Nahrungsmittel, das Sie vor der Behandlung nicht vertragen haben, wieder zu sich zu nehmen. Übertreiben Sie bitte nicht in den ersten Tagen. Fangen Sie langsam an.

Nachwort

Vielleicht haben Sie, während Sie mit diesem Buch gearbeitet haben, hin und wieder gedacht, dieser ganze Prozess der Selbstbehandlung ist ein mühsamer. Das stimmt natürlich, aber er ist machbar und Heilung ist möglich. Vergessen Sie bitte nicht, dass eine Psychokinesiologieausbildung zu Recht mehrere Jahre in Anspruch nimmt. Auch wenn Ihre Selbstbehandlung funktioniert hat – was ich sehr hoffe, denn das war der Plan –, sind Sie noch lange kein Psychokinesiologe. Also wenden Sie bitte Ihr neu erlerntes Wissen nur für sich an und überlassen Sie die Behandlung anderer Personen einem ausgebildeten Psychokinesiologen bzw. ihm selbst im Rahmen der Selbstbehandlung.

Sie können sich viel Gutes tun, indem Sie immer wieder einmal alte Konflikte entkoppeln und sich von einschränkenden Glaubenssätzen befreien. So können Sie verhindern, dass das Fass wieder so voll wird, dass sich neuerlich eine Allergie entwickelt.

Sie haben viel über sich und Ihre „Muster" gelernt. Konfliktsituationen gehören zum Alltag, aber wie Sie damit umgehen, ist dafür dausschlaggebend, ob Sie gesund bleiben oder nicht. Wenn jemand Sie kränkt, ärgert, erniedrigt, schockiert etc., schlucken Sie bitte weder Kränkung noch Ärger noch Erniedrigung noch Schock, sondern verbalisieren Sie Ihr Gefühl dazu. Es reicht oft schon zu kontern, zum Beispiel mit: „Das kränkt/ärgert mich" oder mit „Ich sehe das anders". Ich versichere Ihnen, Sie werden nicht weniger geliebt oder wertgeschätzt, wenn Sie Ihre Gefühle auf eine angemessene, höfliche Art und Weise äußern. Dann wird Ihr Gegenüber hoffentlich damit umgehen können, dass Sie plötzlich nicht mehr wortlos alles über sich ergehen lassen.

Bitte klopfen Sie sich noch diese beiden Glaubenssätze ein:

Alles, was ich zu mir nehme, kann ich gut vertragen.

Und:

Ich habe das Recht, allergiefrei zu leben.

Literatur

Callahan, Roger: Leben ohne Phobie. Wie Sie in wenigen Minuten angstfrei werden, Freiburg 1995.

Codex Alimentarius Standard for Gluten-free foods, www.codexalimentarius.net

Emotions and Organs, www.greekmedicine.net

Klinghardt, Dietrich: Lehrbuch der Psycho-Kinesiologie: Ein neuer Weg in der psychosomatischen Medizin, Freiburg 1996.

Weizsäcker, Viktor von: Körpergeschehen und Neurose. Analytische Studie über somatische Symptombildung, Stuttgart 1947.